Géraldine Pettersen
Catherine Litalien
Yves Théorêt

Pantoprazole intraveineux aux soins intensifs pédiatriques

Géraldine Pettersen
Catherine Litalien
Yves Théorêt

Pantoprazole intraveineux aux soins intensifs pédiatriques

Un modèle de pharmacocinétique de population

Presses Académiques Francophones

Impressum / Mentions légales
Bibliografische Information der Deutschen Nationalbibliothek: Die Deutsche Nationalbibliothek verzeichnet diese Publikation in der Deutschen Nationalbibliografie; detaillierte bibliografische Daten sind im Internet über http://dnb.d-nb.de abrufbar.

Information bibliographique publiée par la Deutsche Nationalbibliothek: La Deutsche Nationalbibliothek inscrit cette publication à la Deutsche Nationalbibliografie; des données bibliographiques détaillées sont disponibles sur internet à l'adresse http://dnb.d-nb.de.

Coverbild / Photo de couverture: www.ingimage.com

Verlag / Editeur:
Presses Académiques Francophones
ist ein Imprint der / est une marque déposée de
OmniScriptum GmbH & Co. KG
Heinrich-Böcking-Str. 6-8, 66121 Saarbrücken, Deutschland / Allemagne
Email: info@presses-academiques.com

Herstellung: siehe letzte Seite /
Impression: voir la dernière page
ISBN: 978-3-8416-2542-7

Université de Montréal

Pantoprazole intraveineux aux soins intensifs pédiatriques :

un modèle de pharmacocinétique de population

par

Géraldine Pettersen

Faculté de médecine

Mémoire présenté à la Faculté des études supérieures

en vue de l'obtention du grade de Maître en Sciences (M.Sc.)

en Sciences biomédicales

Option Recherche clinique biomédicale

Juin 2008

Université de Montréal

Faculté des études supérieures

Ce mémoire intitulé :

Pantoprazole intraveineux aux soins intensifs pédiatriques :

un modèle de pharmacocinétique de population

présenté par

Géraldine Pettersen

a été évalué par un jury composé des personnes suivantes :

France Varin
président-rapporteur

Catherine Litalien
directeur de recherche

Yves Théorêt
codirecteur de recherche

Éric Drouin
membre du jury

Sommaire

Objectifs : Définir les paramètres pharmacocinétiques du pantoprazole intraveineux en soins intensifs pédiatriques et déterminer l'influence qu'exercent sur ceux-ci les facteurs démographiques, le syndrome de réponse inflammatoire systémique (SRIS), la dysfonction hépatique et l'administration d'un inhibiteur du cytochrome (CYP) 2C19.

Méthode : Cent cinquante-six concentrations plasmatiques de pantoprazole provenant d'une population de 20 patients (âgés de 10 jours à 16.4 ans) à risque ou atteints d'une hémorragie gastroduodénale de stress, ayant reçu des doses quotidiennes de pantoprazole de 19.9 à 140.6 mg/1.73m^2, ont été analysées selon les méthodes non compartimentale et de modélisation non linéaire à effets mixtes.

Résultats : Une clairance médiane (CL) de 0.14 L/h/kg, un volume apparent de distribution de 0.20 L/kg et une demi-vie d'élimination de 1.7 h ont été déterminés via l'approche non compartimentale. Le modèle populationnel à deux compartiments avec une infusion d'ordre zéro et une élimination d'ordre un représentait fidèlement la cinétique du pantoprazole. Le poids, le SRIS, la dysfonction hépatique et l'administration d'un inhibiteur du CYP2C19 constituaient les covariables significatives rendant compte de 75 % de la variabilité interindividuelle observée pour la CL. Seul le poids influençait significativement le volume central de distribution (V$_c$). Selon les estimations du modèle final, un enfant de cinq ans pesant 20 kg avait une CL de 5.28 L/h et un V$_c$ de 2.22 L. La CL du pantoprazole augmentait selon l'âge et le poids tandis qu'elle diminuait respectivement de 62.3%, 65.8% et 50.5% en présence d'un SRIS, d'un inhibiteur du CYP2C19 ou d'une dysfonction hépatique.

Conclusion : Ces résultats permettront de guider les cliniciens dans le choix d'une dose de charge et dans l'ajustement des posologies du pantoprazole en soins intensifs pédiatriques dépendamment de facteurs fréquemment rencontrés dans cette population.

Mots-clés : soins intensifs, pédiatrie, pantoprazole, pharmacocinétique de population, syndrome de réponse inflammatoire systémique.

Summary

Aims : To characterize the pharmacokinetics of intravenous pantoprazole in a paediatric intensive care population and to determine the influence of demographic factors, systemic inflammatory response syndrome (SIRS), hepatic dysfunction and concomitantly used cytochrome (CYP) 2C19 inhibitors on the drug's pharmacokinetics.

Methods : A total of 156 pantoprazole concentrations from 20 patients (aged from 10 days to 16.4 years) at risk for or with upper gastrointestinal bleeding, who received pantoprazole doses ranging from 19.9 to 140.6 mg/1.73m^2/day, were analyzed using non compartmental and non linear mixed effects modelling (NONMEM) approaches.

Results : The non compartmental results showed that median clearance (CL), apparent volume of distribution and elimination half-life were 0.14 L/h/kg, 0.20 L/kg and 1.7 h, respectively. The best structural model for pantoprazole was a two-compartment model with zero order infusion and first order elimination. Body weight, SIRS, age, hepatic dysfunction and presence of CYP2C19 inhibitors were the significant covariates affecting CL, accounting for 75% of interindividual variability. Only body weight significantly influenced central volume of distribution (V_c). In the final population model, the estimated CL and V_c were 5.28 L/h and 2.22 L, respectively, for a typical five year old child weighing 20 kg. Pantoprazole CL increased with weight and age whereas the presence of SIRS, CYP2C19 inhibitors and hepatic dysfunction, when present separately, significantly decreased pantoprazole CL by 62.3%, 65.8% and 50.5%, respectively.

Conclusion : These results provide important information to physicians regarding selection of a starting dose and dosing regimen of pantoprazole for paediatric intensive care patients based on various factors frequently encountered in this population.

Keywords : critical care, paediatrics, pantoprazole, population pharmacokinetics, systemic inflammatory response syndrome.

Table des matières

Liste des tableaux

Liste des figures

Liste des sigles et abréviations

ACh	Acétylcholine
AMPc	Adénosine monophosphate cyclique
Anti-H_2	Antagoniste des récepteurs histaminiques de type 2
ATPase	Adénosine triphosphatase
ASC	Aire sous la courbe de la concentration par rapport au temps
Bid	Deux fois par jour
CCK_2	Récepteur de la cholécystokinine et de la gastrine
Cl^-	Ion Chlore
CL	Clairance
CL/F	Clairance apparente
CLHP	Chromatographie liquide à haute performance
C_{max}	Concentration plasmatique maximale
CYP	Cytochrome
Die	Une fois par jour
ECL	*Enterochromaffin-like*
EP_3	Récepteur de la prostaglandine E_2
F	Biodisponibilité absolue
H^+	Ion hydrogène
H_0	Hypothèse nulle
H_1	Hypothèse alternative
HCl	Acide chlorhydrique
IPP	Inhibiteur de la pompe à protons
IV	Intraveineux
K^+	Ion potassium
KCl	Chlorure de potassium
M	Récepteur muscarinique
ML	Métaboliseurs lents
MR	Métaboliseurs rapides
M_{NS}	Médiane de la population de patients sans SRIS
M_S	Médiane de la population des patients avec SRIS
n	Nombre de sujets
NONMEM	*Nonlinear mixed effect modeling*
NPML	*Nonparametric maximum likelihood*

NP-NONMEM	*Non parametric NONMEM*
NR	Non rapporté
P	Seuil de signification
P_i	Paramètre PK à l'étude
P_s	Moyenne de la population pour le paramètre PK à l'étude
PD	Pharmacodynamie
Pds	Poids
PGE_2	Prostaglandine E_2
PK	Pharmacocinétique
PO	Administration orale
-SH	Groupement sulfhydryle
SRIS	Syndrome de réponse inflammatoire systémique
$t_{1/2}$	Demi-vie d'élimination
V	Volume de distribution
V_c	Volume de distribution du compartiment central
V/F	Volume apparent de distribution

Chapitre I

Introduction

Hémorragie gastroduodénale de stress et saignement digestif haut aux soins intensifs

Dans le cadre d'une hospitalisation aux soins intensifs, certains patients peuvent bénéficier d'un traitement pharmacologique diminuant la sécrétion acide gastrique afin de prévenir une hémorragie gastroduodénale de stress ou de traiter un saignement digestif haut.

Une hémorragie gastroduodénale de stress est définie comme étant acquise au cours d'un séjour hospitalier, principalement en soins intensifs, chez des patients ayant une ou plusieurs dysfonctions d'organes [1]. Une altération de la perfusion sanguine combinée à une production accrue d'acide gastrique risquent de causer des lésions de la muqueuse gastrique, celles-ci susceptibles de provoquer une hémorragie [2, 3]. Une hémorragie gastroduodénale de stress est considérée cliniquement significative si on peut lui attribuer au moins une des six complications suivantes : chute du taux d'hémoglobine de 20 g/L, nécessité de transfuser un concentré érythrocytaire, hypotension, défaillance multiviscérale, recours à une chirurgie digestive haute, décès [4]. Malgré le fait que les hémorragies gastroduodénales de stress cliniquement significatives soient rares chez l'enfant (1.6%) [4] comme chez l'adulte (1.5%) [5], elles demeurent une préoccupation marquée en raison de la gravité des complications qui leur sont associées [6, 7]. Ainsi, leur prévention est souhaitable.

Les hémorragies digestives hautes sont généralement présentes au moment de l'admission du patient à l'hôpital et représentent de 0.5% à 3% des hospitalisations aux soins intensifs pédiatriques [1]. Parmi les enfants âgés de plus d'un an, les varices oesophagiennes, la gastrite, l'oesophagite et l'ulcère gastroduodénal secondaire à diverses conditions sont responsables de plus de la moitié des hémorragies digestives hautes. Actuellement, on ne dispose pas de données concernant la mortalité pédiatrique secondaire à une hémorragie digestive haute. Dans la population adulte, il est reconnu que le taux de mortalité associée à une hémorragie digestive haute non variqueuse est de 6 à 8% ; la mortalité étant liée essentiellement à la comorbidité associée et aux conséquences d'un choc hémorragique [1].

Les lésions de la muqueuse gastrique à l'origine des hémorragies de stress et des hémorragies digestives hautes non variqueuses résultent d'un déséquilibre entre les facteurs protecteurs et les facteurs agresseurs de la muqueuse, particulièrement la sécrétion acide [2, 8]. Comme il ne suffit que d'une quantité minime d'acide gastrique pour causer des lésions de la muqueuse chez un hôte susceptible, il est primordial d'en réduire la production lors de la prise en charge de ces entités cliniques [9, 10].

Régulation physiologique de la sécrétion d'acide gastrique

La sécrétion d'acide gastrique est un processus continu et complexe qui est étroitement contrôlé par plusieurs facteurs centraux et périphériques. Chaque facteur contribue à un événement physiologique commun, soit la sécrétion d'ions H^+ par la cellule pariétale. Cette sécrétion résulte du fonctionnement de l'enzyme H^+/K^+-adénosine triphosphatase (ATPase), aussi appelée la pompe à protons. La régulation de cette enzyme se fait principalement par deux voies de signalisation : une voie dépendante de l'adénosine monophosphate cyclique (AMPc) et une voie dépendante du calcium. Parmi les principaux sécrétagogues, c'est-à-dire les substances capables d'augmenter la production d'acide gastrique, on retrouve l'histamine, l'acétylcholine (ACh) et la gastrine. L'histamine, produite par les cellules *enterochromaffin-like* (ECL) agit via la première voie alors que l'ACh exerce son effet via la deuxième voie.

Pour ce qui est de la gastrine, produite par les cellules antrales de type G, elle agit principalement de façon indirecte via la sécrétion d'histamine par les cellules ECL (Figure 1).

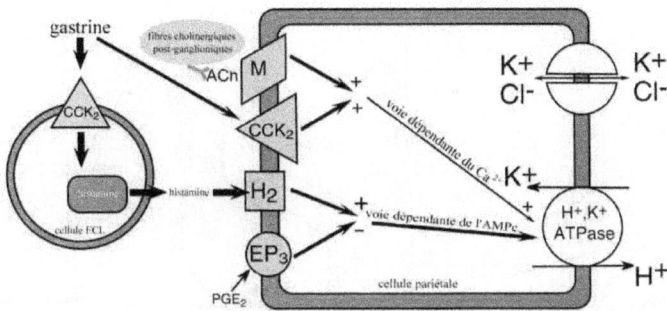

Figure 1. Régulation physiologique de la sécrétion d'acide au niveau de l'estomac.

Ce schéma illustre les interactions entre une cellule endocrine sécrétrice d'histamine (cellule *enterochromaffin-like* (ECL)) et une cellule sécrétrice d'acide gastrique (cellule pariétale). Les voies de signalisation intracellulaire, dépendantes du calcium (Ca^{2+}) ou de l'adénosine monophosphate cyclique (AMPc), peuvent être stimulées (+) ou inhibées (-) par les facteurs physiologiques. Les sécrétatogues agissent à titre d'agonistes sur les récepteurs transmembranaires de la cellule pariétale : le récepteur muscarinique (M) de l'acétylcholine (ACh), le récepteur de la cholécystokinine et de la gastrine (CCK_2), le récepteur histaminique de type 2 (H_2) et le récepteur de la prostaglandine E_2 (EP_3). (Adaptée du Goddman and Gilman's [11])

La cellule pariétale est localisée dans le fundus gastrique et communique avec la lumière glandulaire par une invagination de sa lumière apicale, formant des canalicules sécrétoires bordés de microvillosités. Le nombre et la taille de ces microvillosités accroissent après stimulation de la cellule pariétale, augmentant ainsi la surface de contact des canalicules sécrétoires. En effet, l'aspect de la cellule varie selon l'état sécrétoire (Figure 2). Au repos, l'enzyme H^+/K^+-ATPase est contenue dans de nombreuses tubulovésicules cytoplasmiques, lesquelles migrent et fusionnent avec la membrane canaliculaire en réponse à une stimulation, par exemple la prise de nourriture [12, 13].

4

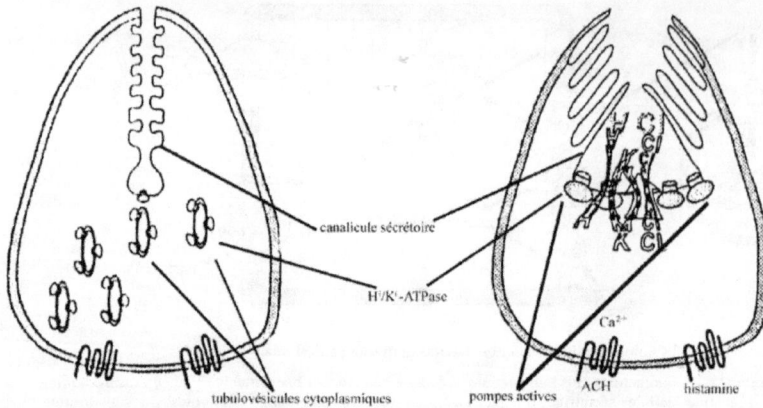

Figure 2. Activation et transformation morphologique de la cellule pariétale.

(gauche) Schéma d'une cellule pariétale au repos avec ses canalicules sécrétoires de tailles réduites; les pompes H⁺/K⁺-ATPase sont contenues dans les tubulovésicules cytoplasmiques. (droite) Suite à la stimulation de la cellule pariétale par l'AMPc ou l'élévation du calcium intracellulaire (Ca^{2+}), les pompes H^+/K^+-ATPase fusionnent avec la membrane caniculaire et ses microvillosités résultant en une sécrétion de chlorure de potassium (KCl), source d'ions K^+ à la surface des pompes. **ACH** = acétylcholine. (Adaptée de Sachs et coll. [14])

La pompe H^+/K^+-ATPase est constituée de deux sous-unités distinctes. La sous-unité alpha possédant une activité catalytique constitue la portion active de la pompe et requiert la présence de la sous-unité bêta pour sa stabilisation. La pompe H^+/K^+-ATPase

est responsable de la sécrétion d'ions H^+ lorsqu'elle est présente au niveau de la membrane canaliculaire de la cellule pariétale où elle est associée à des canaux ioniques K^+/Cl^-. Les ions K^+ et Cl^- quittent le cytoplasme de la cellule et les ion K^+ extérieurs ainsi générés sont échangés avec des ions H^+ cytoplasmiques moyennant la dégradation de l'adénosine triphosphate. Puisque les ions K^+ sont recyclés à travers la membrane par l'ATPase, le résultat net est une sécrétion d'acide chlorhydrique (HCl) [13]. Ainsi, la pompe à protons est active et sécrète du HCl lorsqu'elle est présente au niveau de la membrane canaliculaire et inactive lorsqu'elle est située au niveau du cytoplasme dû à un accès inadéquat à l'ion K^+. La relocalisation de la pompe H^+/K^+-ATPase du cytoplasme vers la membrane canaliculaire est donc essentielle pour la production de HCl.

La compréhension de la régulation de la sécrétion d'acide gastrique a mené à l'élaboration de tests diagnostiques utilisés lors de l'investigation d'un état d'hypersécrétion gastrique [15]. À l'aide d'une sonde positionnée dans l'estomac, l'aspiration du contenu gastrique permet de mesurer le taux horaire de sécrétion acide aux conditions basales et après stimulation par la gastrine et l'histamine. Des niveaux élevés d'acide gastrique après stimulation peuvent être identifiés chez des patients souffrant d'un ulcère duodénal, d'un syndrome de Zollinger-Ellison, d'une infection chronique à *Helicobacter pylori* ou d'une hypersécrétion idiopathique [15]. De plus, une augmentation de la sécrétion acide basale et stimulée a été observée suite à l'arrêt d'une thérapie à long terme avec des inhibiteurs de la pompe à protons (IPPs) [16].

Pharmacothérapie et protection gastrique

Il existe trois classes de médicaments pouvant protéger la muqueuse gastrique d'une sécrétion acide excessive : les antiacides, les agents cytoprotecteurs et les agents capables de diminuer la sécrétion acide (Figure 3).

Les antiacides exercent leur action en neutralisant l'acidité gastrique et sont administrés oralement, toutes les une à quatre heures, de façon à maintenir un pH gastrique entre 3.5 et 4 [17]. Le sucralfate est l'agent cytoprotecteur le plus couramment utilisé. Il agit en tapissant la muqueuse gastrique d'une barrière protectrice en plus de potentialiser les défenses physiologiques de l'estomac [17]. Il n'exerce aucune influence sur le pH du tractus digestif [18]. Parmi les agents qui réduisent la sécrétion acide gastrique, on retrouve les antagonistes des récepteurs histaminiques de type 2 (anti-H_2) et les IPPs.

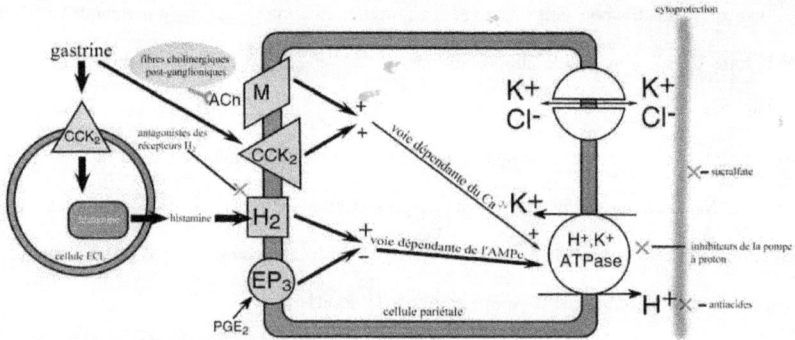

Figure 3. Régulation pharmacologique de la sécrétion d'acide au niveau de l'estomac.

Illustration des sites d'action des médicaments pouvant protéger la muqueuse gastrique d'une sécrétion acide excessive. Le pictogramme X indique un effet pharmacologique antagoniste. (Adaptée du Goodman and Gilman's [11])

Les anti-H_2 entrent en compétition avec l'histamine pour l'occupation des sites actifs du récepteur H_2. Cette liaison réversible inhibe la production d'AMPc, prévenant ainsi l'activation de la pompe H^+/K^+-ATPase par cette voie de signalisation et résulte en une diminution de la production d'HCl. La puissance relative des différents anti-H_2 est la suivante : famotidine > ranitidine = nizatidine = roxatidine acetate > cimetidine [19].

Contrairement aux anti-H_2, les IPPs bloquent directement la pompe H^+/K^+-ATPase, indépendamment de la voie de stimulation. Ils sont tous des dérivés d'un groupement benzimidazole ayant un mécanisme d'action similaire (Figure 4) [20-22]. Les IPPs sont à l'état natif des prodrogues inactives qui subissent l'effet de premier passage (intestinal et hépatique) et qui se distribuent dans toutes les cellules. Une fois libérés et exposés à l'environnement acide des canalicules des cellules pariétales, les IPPs acceptent un proton permettant leur changement de conformation en une entité pharmacologiquement active, le sulfénamide cyclique.

7

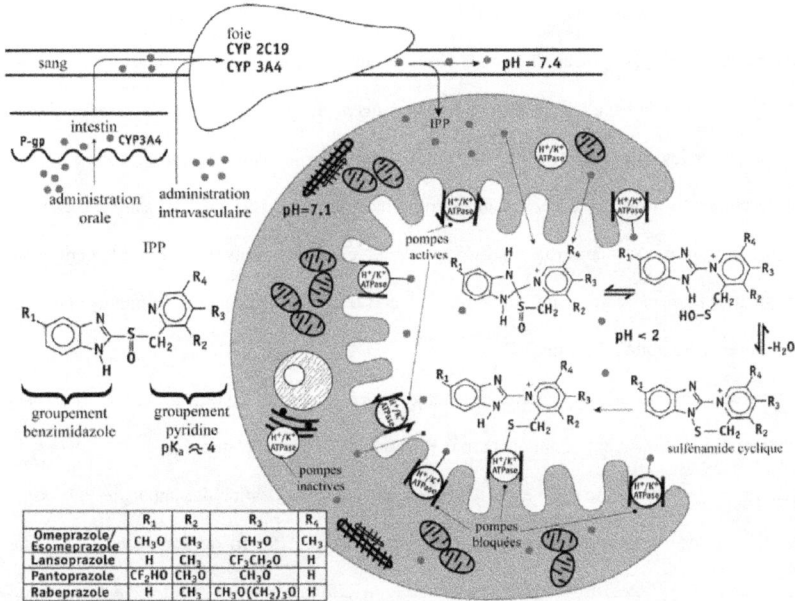

Figure 4. Structure chimique et mécanisme d'action des inhibiteurs de la pompe à protons (IPPs).

ATPase = adénosine triphosphatase ; **CYP** = cytochrome ; **P-gp** = P-glycoprotéine ; **pK$_a$** = logarithme négatif de la constante de dissociation d'un acide. (Adaptée de Litalien et coll. [23])

	R$_1$	R$_2$	R$_3$	R$_4$
Omeprazole/Esomeprazole	CH$_3$O	CH$_3$	CH$_3$O	CH$_3$
Lansoprazole	H	CH$_3$	CF$_3$CH$_2$O	H
Pantoprazole	CF$_2$HO	CH$_3$O	CH$_3$O	H
Rabeprazole	H	CH$_3$	CH$_3$O(CH$_2$)$_3$O	H

Cette forme active s'ouvre et s'unit de façon covalente à un ou plusieurs groupes thiols (-SH) de la cystéine au sein de la pompe à protons, entraînant ainsi une diminution efficace de la sécrétion acide basale et de la sécrétion acide stimulée. Seules les pompes actives et présentent à la surface de la membrane apicale sont inhibées ; les pompes inactives contenues dans le cytoplasme étant inaccessibles aux IPPs [13, 23]. L'inhibition se fait de façon irréversible et la reprise d'activité de pompage s'effectue principalement via la synthèse de nouvelles pompes. Dans des proportions beaucoup moindres, le lien entre la forme active des IPPs et l'enzyme H$^+$/K$^+$-ATPase peut également être renversé par l'action d'un agent réducteur : le glutathion [13]. Comme le renouvellement des pompes est un processus qui peut prendre jusqu'à 96 heures, l'effet des IPPs sur l'organisme s'étend bien au-delà de leur courte demi-vie d'élimination (t$_{1/2}$), qui est d'environ une heure [20, 22]. Il n'existe aucune donnée à ce jour concernant le devenir du complexe IPP-pompe.

Modalités pharmacologiques pour la diminution d'acidité gastrique aux soins intensifs

Dans les dernières années, plusieurs études ont été consacrées au développement de thérapies de réduction de l'acidité gastrique pouvant prévenir les hémorragies gastroduodénales de stress ou contrôler les saignements digestifs hauts. Jusqu'à maintenant, il a été démontré qu'une thérapie de réduction de l'acidité permettant de maintenir un pH gastrique > 4 semble suffisante pour la prévention d'une hémorragie gastroduodénale de stress alors que le traitement d'un saignement digestif haut requiert un pH > 6, de façon à contrecarrer l'action anticoagulante et thrombolytique de l'acidité gastrique [24].

Dans un contexte de prophylaxie des hémorragies gastroduodénales de stress, les agents antiacides ont été pratiquement abandonnés par les cliniciens, principalement pour des raisons de logistique. La formulation orale (PO) étant la seule disponible, l'utilisation des antiacides aux soins intensifs était limitée aux patients capables de tolérer l'administration de comprimés ou d'une suspension orale [17]. Des difficultés d'administration similaires, combinées à une efficacité mitigée dans la population adulte, limitent également l'utilisation du sucralfate [25]. Présentement, l'administration intraveineuse (IV) d'un anti-H_2 (principalement la ranitidine) aux patients à risque d'une hémorragie gastroduodénale de stress représente l'approche pharmacologique favorisée dans les unités de soins intensifs adultes [8] et pédiatriques. Par ailleurs, plusieurs préoccupations demeurent quant au profil pharmacologique des anti-H_2 : (i) le besoin d'un ajustement posologique en cas d'insuffisance rénale [26] ; (ii) le développement rapide d'une tolérance, mise en évidence par une diminution de leur activité antisécrétoire dans les premières 72 heures de thérapie [27, 28] ; (iii) le potentiel d'interactions médicamenteuses [29] et ; (iv) la survenue d'effets secondaires tels une thrombocytopénie, une néphrotoxicité et une hépatotoxicité [30]. Devant ces faits, les IPPs apparaissent comme une alternative intéressante aux anti-H_2 IV pour la prévention des hémorragies gastroduodénales de stress. Chez l'adulte, les IPPs ont démontré leur supériorité par rapport aux anti-H_2 dans la prise en charge du reflux gastro-oesophagien et des syndromes d'hypersécrétion [31]. De plus, ils ne nécessitent aucun ajustement posologique en insuffisance rénale [32-35] et en

9

hémodialyse [36], ne s'accompagnent pas du phénomène de tolérance [14, 27, 28] et présentent un profil sécuritaire [37, 38]. Conséquemment, on assiste à une utilisation grandissante des IPPs IV dans les unités de soins intensifs adultes et pédiatriques [39, 40].

Suite à la mise en évidence de la puissance des IPPs dans le contrôle de l'acidité gastrique, leur utilisation a été étendue au traitement des hémorragies digestives hautes secondaires à un ulcère peptique. Dans ce contexte, une méta-analyse récemment publiée indique que l'administration PO ou IV d'un IPP entraîne une diminution des interventions chirurgicales, des traitements endoscopiques et des récidives de saignement comparativement à l'utilisation d'un anti-H$_2$ ou d'un placebo [41]. Ces résultats confirment les recommandations établies en 2003 concernant l'administration d'un IPP IV à haute dose dans le traitement d'une hémorragie digestive haute non variqueuse [42]. Dans cette situation, l'administration IV d'un bolus d'oméprazole ou de pantoprazole suivie d'une perfusion continue est recommandée comme le traitement de choix, permettant d'éviter les récidives de saignement suite à une hémostase endoscopique.

Pantoprazole

Le pantoprazole est le seul IPP disponible en formulation IV au Canada et un des trois disponibles aux États-Unis en compagnie du lansoprazole et de l'esoméprazole. Depuis sa mise sur le marché au Canada il y a une dizaine d'années, le pantoprazole IV jouit d'une popularité croissante dans les milieux hospitaliers pédiatriques et adultes pour la prévention des hémorragies gastroduodénales de stress et pour la prise en charge des hémorragies digestives hautes [39, 40, 43].

Propriétés pharmacocinétiques

Le pantoprazole étant détruit par l'acidité gastrique, similairement aux autres IPPs, sa formulation PO est conçue de façon à protéger le principe actif [21]. Pour les jeunes enfants incapables d'avaler des comprimés entiers, les solutions extemporanées, préparées à partir de granules entérorésistants en suspension dans un milieu alcalin, représentent une alternative potentiellement intéressante. [23, 44]. Jusqu'à maintenant, l'usage pédiatrique des solutions extemporanées a été limité par la difficulté à obtenir des préparations entièrement entérorésistantes et par leur biodisponibilité erratique, encore incomplètement étudiée chez les enfants [23]. La biodisponibilité absolue (F) du pantoprazole administré oralement chez l'adulte est de 77% [22, 38] et elle représente la fraction d'une dose PO qui atteint la circulation sanguine systémique. La biodisponibilité du pantoprazole est principalement influencée par l'effet de premier passage hépatique, soit le métabolisme hépatique du pantoprazole avant qu'il n'atteigne la circulation générale, et possiblement, par l'effet de premier passage intestinal [23]. L'administration IV du pantoprazole permet donc d'échapper à sa dégradation par l'acide gastrique et d'éviter l'effet de premier passage.

Le pantoprazole est lié aux protéines plasmatiques à 98% et est distribué principalement dans le compartiment extracellulaire [22]. Il existe une relation linéaire entre la dose administrée et la concentration plasmatique [20 , 21 , 22 , 23] et le pantoprazole ne s'accumule pas dans l'organisme suite à des administrations répétées [21]. L'élimination du pantoprazole est principalement tributaire d'une biotransformation oxydative par le cytochrome (CYP) P450 au niveau du foie, celle-ci étant indépendante de la voie d'administration [21]. Cette biotransformation dépend essentiellement de l'isoforme CYP2C19 et, à un degré moindre, du CYP3A4 et aboutit à des métabolites inactifs dont l'élimination se fait par voie urinaire [20-22]. Le niveau d'activité de ces isozymes hépatiques peut être modifié par plusieurs facteurs, dont le stade de développement, les polymorphismes génétiques, les conditions cliniques concomitantes et les interactions médicamenteuses.

Le Tableau I résume les données pharmacocinétiques (PK) pédiatriques du pantoprazole disponibles à l'heure actuelle. Aux fins de comparaison, les paramètres PKs observés chez les adultes y sont également rapportés.

Tableau I. Paramètres pharmacocinétiques du pantoprazole[a] chez l'enfant.

Étude	n	Âge (années)	Dose die, voie d'administration	C_{max} (mg/L)	ASC (mg*h/L)	CL (L/h/kg)	V (L/kg)	$t_{1/2}$ (h)
Kearns et coll. [45]	21 MR	6-16	20 ou 40 mg, PO	3.6 (1.5)[c]	4.29 (2.08)[c]	0.30 (0.19)[d]	0.2 (0.1)[e]	0.6 (0.2)
	3 ML	6-16	20 ou 40 mg, PO	7.0 (4.0)[c]	45.50 (19.25)[c]	0.03 (0.01)[d]	0.2 (0.1)[e]	5.8 (0.7)
Ferron et coll. [46]	14[b]	2-16	0.8 ou 1.6 mg/kg, IV	NR	NR	NR	NR	1.1 (0.5)
Huber et coll.[47]	12	Adultes volontaires sains	40 mg, IV	5.4 [4.4-6.6]	5.20 [3.86-7.00]	0.10 [0.08-0.14]	0.15 [0.13-0.17]	1.0 [0.8-1.3]

ASC, aire sous la courbe de la concentration par rapport au temps ; CL, clairance ; C_{max}, concentration plasmatique maximale ; die, une fois par jour ; IV, intraveineux ; ML, métaboliseurs lents ; MR, métaboliseurs rapides ; n, nombre de sujets ; NR, non rapporté ; PO, administration orale ; $t_{1/2}$, demi-vie d'élimination; V, volume apparent de distribution.

[a]Valeurs exprimées avec la moyenne (écart-type) ou [l'étendue], à l'exception de l'étude de Huber et coll. où les valeurs sont rapportées en terme de moyenne géométrique [68%- étendue].

[b]Patients de soins intensifs avec des fonctions hépatique, rénale et cardiovasculaire normales.

[c]C_{max} et ASC normalisées pour une dose de 1mg/kg.

[d]CL/F.

[e]V/F.

Relation pharmacocinétique – pharmacodynamie

La capacité des IPPs à diminuer la production d'acide gastrique influence le taux de guérison des conditions liées à la sécrétion pathologique d'acide gastrique. D'un point de vue pharmacocinétique-pharmacodynamie (PK-PD), la diminution de la sécrétion acide est en lien direct avec le degré d'exposition aux IPPs représenté par l'aire sous la courbe de la concentration plasmatique en fonction du temps (ASC). Cette relation PK-PD a été établie pour plusieurs IPPs dans la population adulte, dont le pantoprazole [38, 48]. Ainsi, il est reconnu que l'administration d'une dose de 40 mg de pantoprazole permet d'atteindre une valeur d'ASC d'environ 5 mg*h/L [38, 47], un niveau d'exposition systémique associé à une augmentation significative du pH gastrique [20]. Cette association PK-PD est également reconnue en pédiatrie, mais des controverses demeurent quant aux valeurs cibles d'ASC pour les différents IPPs disponibles, incluant le pantoprazole [49-53].

Avantages du pantoprazole par rapport aux autres IPPs

Plusieurs caractéristiques du profil pharmacologique du pantoprazole le distinguent des autres IPPs et pourraient lui conférer des avantages intéressants pour une utilisation en soins intensifs.

- Le pH requis pour son activation.

La capacité de conversion du pantoprazole en une drogue pharmacologiquement active augmente à mesure que le pH environnant diminue, culminant en un effet maximal dans la cellule pariétale de l'estomac. *In vitro*, dans un environnement où le pH varie entre 4 et 5, le pantoprazole demeure stable chimiquement et relativement inactif comparativement aux autres IPPs. Cette stabilité du pantoprazole dans un milieu neutre ou modérément acide (pH 3.5 à 5) minimise son activation à l'extérieur de la cavité gastrique, lui conférant un niveau d'action plus sélectif que l'oméprazole, le lansoprazole et le rabéprazole [20, 21].

- Le site de liaison sur la pompe à protons.

Suite à son activation, le pantoprazole est le seul IPP à former une liaison avec le résidu cystéine en position 822, lequel est profondément enfoui dans le domaine de transport de la pompe H^+/K^+-ATPase [20, 21]. Contrairement aux IPPs qui se lient aux résidus cystéine de la portion extracellulaire de la pompe à protons, le complexe pantoprazole-H^+/K^+-ATPase est inaccessible au glutathion, forçant ainsi la synthèse de nouvelles pompes pour la restauration de la sécrétion acide. Il en résulte une réduction de la sécrétion acide gastrique soutenue et plus stable, pouvant potentiellement se traduire en une durée d'action du pantoprazole supérieure aux autres IPPs [21, 54, 55]. À l'heure actuelle, cet avantage demeure théorique puisque des bénéfices cliniques n'ont pu être observés.

- Le potentiel d'interactions médicamenteuses.

Une interaction PK peut altérer l'absorption, la distribution, le métabolisme ou l'excrétion d'un médicament. Parmi les IPPs, le pantoprazole est celui qui démontre la moins grande affinité pour les isozymes hépatiques CYP2C19 et CYP3A4, diminuant ainsi son potentiel d'interactions médicamenteuses [20, 56]. Chez des volontaires sains, aucune interaction cliniquement significative n'a été documentée entre le pantoprazole et de nombreux agents pharmacologiques [21]. Ce profil d'interactions réduites du pantoprazole permet son utilisation en soins intensifs où les patients se voient souvent administrer une polypharmacie pouvant comprendre des agents avec un index thérapeutique étroit.

- Formulation IV disponible.

Historiquement, l'utilisation des IPPs en milieu hospitalier était limitée aux comprimés, gélules ou dilutions extemporanées administrées via un tube nasogastrique. En plus de nécessiter une capacité d'absorption intacte, les dilutions extemporanées ont une propension à obstruer les tubes d'alimentation et possèdent une biodisponibilité très erratique. Chez les patients gravement malades, la prise de médicaments par voie orale est souvent compromise par l'incapacité à avaler des comprimés et par l'altération de la vidange gastrique, du transport ou de la perméabilité intestinale [57]. La formulation IV du pantoprazole constitue donc une alternative aux formulations PO en plus d'offrir une réduction plus rapide de l'acidité gastrique [58].

- Relation dose-concentration plasmatique linéaire.

La relation linéaire entre la dose de pantoprazole administrée et les paramètres PKs fait référence à une $t_{1/2}$ constante et une clairance (CL) indépendante de la concentration plasmatique. Le pantoprazole ne semble pas posséder de mécanismes d'élimination saturables aux doses étudiées [20, 23, 38, 51, 55]. Le comportement du pantoprazole s'avère donc plus prévisible que celui de l'oméprazole et de l'esoméprazole, deux IPPs présentant une PK non linéaire secondairement à une saturation des capacités métaboliques du CYP2C19 [59, 60].

Problématique

Le pantoprazole possède plusieurs attributs pharmacologiques qui en font un médicament de choix aux soins intensifs. Encore de nos jours, la majorité des études concernant la PK du pantoprazole proviennent de la population adulte et les recommandations pédiatriques ne découlent que d'une extrapolation de ces données. Cette façon de faire comporte des risques vu les changements physiologiques qui se produisent de la naissance à l'âge adulte. Ces nombreuses transformations associées à l'âge pourraient également être tenues responsables de la variabilité interindivuelle observée lors d'études avec d'autres IPPs, notamment l'oméprazole et le lansoprazole [23]. Jusqu'à maintenant, seulement deux études se sont penchées sur l'évaluation des paramètres PKs du pantoprazole dans la population pédiatrique [45, 46] et aucune ne rapporte de données chez les enfants de moins de deux ans (cf. Tableau I). Ce groupe de patients mérite une attention particulière puisqu'il semblerait que les nourrissons et les jeunes enfants nécessitent des doses d'IPPs par kilogramme plus élevées que les adultes afin d'assurer un contrôle équivalent de l'acidité gastrique [44]. Il est possible que ce besoin d'ajuster la posologie ne soit pas uniquement dû à une PK différente entre les jeunes enfants et les adultes, mais également à une synthèse des pompes à protons plus élevées chez les enfants que chez les adultes. Cette hypothèse ne sera pas

16

explorée davantage puisqu'il y a actuellement peu de données disponibles concernant cette théorie et que l'objectif de ce mémoire en est un principalement de PK.

Objectifs de l'étude

Considérant l'insuffisance actuelle des données sur le devenir du pantoprazole chez les enfants, cette étude a été entreprise dans le but de déterminer les paramètres PKs du pantoprazole IV dans un contexte de soins intensifs pédiatriques. Dans un deuxième temps, une approche de population a été utilisée afin d'expliquer la variabilité des paramètres PKs entre les différents individus et d'identifier les facteurs démographiques et physiopathologiques pouvant expliquer cette variabilité.

Chapitre II

Méthodologie

Ce mémoire étant rédigé sous forme d'article scientifique (Chapitre III : «Population Pharmacokinetics of Intravenous Pantoprazole in Paediatric Intensive Care Patients»), seuls les aspects méthodologiques brièvement décrits dans l'article seront discutés dans le présent chapitre.

Évaluation de la pharmacocinétique du pantoprazole

Plan d'échantillonnage

Trois stratégies d'échantillonnage sont détaillées dans le document qui a trait à l'élaboration d'une étude de PK de population par la *Food and Drug Administration* [61]. Premièrement, il est possible d'effectuer un seul prélèvement sanguin par patient, juste avant l'administration de la prochaine dose du médicament, ce qui correspond au creux de la concentration plasmatique. L'utilisation de cette méthode permet de dresser un tableau de la variabilité des creux plasmatiques au sein de la population. Cette approche est valable seulement si les conditions suivantes sont respectées : (i) l'échantillon de patients doit être de grande taille ; (ii) les erreurs et biais liés à la méthode de dosage doivent être minimes et ; (iii) le régime posologique doit être identique pour tous les patients. De plus, l'information obtenue suite à la documentation exclusive des creux plasmatiques se limite à l'évaluation de la CL, les autres paramètres PKs ne pouvant être documentés. Le modèle à un prélèvement limite également l'appréciation de la variabilité puisqu'il ne peut discerner les composantes interindividuelles et résiduelles de cette variabilité. La deuxième stratégie consiste à effectuer un plus grand nombre de prélèvements à l'état d'équilibre par patient, toujours au moment du creux plasmatique, permettant de pallier partiellement aux limitations de la méthode précédente. Comme chaque patient fournit maintenant plus d'informations au modèle final, un échantillon plus restreint de patients est acceptable. L'évaluation de la variabilité interindividuelle et résiduelle de la CL est maintenant réalisable ainsi que l'interprétation des niveaux de creux plasmatiques en fonction des différentes caractéristiques des patients. Par contre, comme plusieurs des limitations rencontrées précédemment avec le modèle à un seul prélèvement demeurent (p.ex. information limitée au paramètre de CL, régime posologique identique pour tous les patients et mesure des concentrations sériques à l'état d'équilibre), la troisième stratégie de dosage, soit l'échantillonnage complet, a été adoptée dans le présent mémoire. L'utilisation de cette méthode exige plusieurs prélèvements par patient, et ce, à des temps variés suivant l'administration du médicament à l'étude. L'analyse par une approche de population des différentes concentrations plasmatiques obtenues à partir de ces prélèvements permet une estimation des paramètres PKs et de leur variabilité.

Une revue des données concernant la PK du pantoprazole a permis d'établir un canevas pour l'horaire des prélèvements sanguins de l'étude. Les premiers prélèvements étaient destinés à déterminer la concentration plasmatique maximale (C_{max}) du pantoprazole ainsi que le temps requis pour y parvenir. Dans le cas d'une administration IV, la vitesse d'absorption ne constitue pas une composante du modèle PK et la C_{max} est attendue à la fin de l'injection du bolus. Les prélèvements subséquents devaient permettre de définir le nombre de compartiments constitutifs du modèle PK. En effet, l'analyse de la représentation graphique des concentrations plasmatiques en fonction du temps permet habituellement de faire la distinction entre un modèle mono- ou multi-compartimental. Dans un deuxième temps, ces prélèvements devaient être assez nombreux pour déterminer la constante de vitesse d'élimination, ce qui nécessite au minimum trois valeurs de concentrations plasmatiques, suffisamment espacées dans le temps et pouvant être reliées par une même droite. Finalement, considérant le régime posologique de l'étude, le dernier prélèvement pouvait être représentatif du creux plasmatique du pantoprazole.

Validation de la méthode analytique

Les concentrations plasmatiques du pantoprazole ont été déterminées selon une méthode de chromatographie liquide à haute performance (CLHP). Il s'agit d'une technique de séparation et détection, à visée quantitative, de substances spécifiques présentes dans un mélange complexe tel que le plasma. Comme toute méthode de dosage clinique, la CLHP a pour but de générer des données quantitatives qui sont à la fois spécifiques, exactes et reproductibles. Afin de s'assurer de sa capacité à atteindre ces objectifs, la méthode analytique doit être soumise à un processus de validation.

Au cours du processus de validation d'une méthode d'analyse, les tests réalisés permettent d'atteindre différents objectifs, soit l'identification exacte du médicament, la reconnaissance d'impuretés et la détermination de la concentration plasmatique du médicament dans l'échantillon. La réalisation d'une étude PK dans un contexte pédiatrique est d'autant plus exigeante du point de vue des techniques analytiques que le nombre de prélèvements sanguins est limité et que le volume des prélèvements ne doit pas dépasser, dans certains cas, quelques centaines de microlitres. Dans l'étude PK du présent mémoire, la validation de la méthode analytique par CLHP était basée sur les paramètres de spécificité, de justesse, de fidélité, de stabilité de même que ceux concernant les limites de quantification (incluant la linéarité) tels que définis par un comité tripartite connu sous le nom de *International Conference on Harmonization of Technical Requirements for Registration of Pharmaceuticals for Human Use* et qui regroupe les agences médicamenteuses des États-Unis, de l'Europe et du Japon [62].

Spécificité

Une méthode analytique est dite spécifique lorsqu'elle distingue et quantifie l'analyte, en l'occurrence le pantoprazole, en présence des autres constituants de l'échantillon. Dans un premier temps, la spécificité de la méthode a été évaluée via l'analyse d'échantillons plasmatiques vierges. Chaque échantillon était testé pour une éventuelle interférence chromatographique aux temps de rétention de l'étalon interne (phénacétine) et du pantoprazole à la longueur d'onde choisie (290 nm). Par la suite, la spécificité des analytes (phénacétine et pantoprazole) a été confirmée en produisant un spectre d'absorbance en fonction du temps de rétention et des longueurs d'onde dans la zone ultraviolette (190-400 nm). Cette méthode est basée sur le principe que le spectre d'absorption de chaque molécule est spécifique et qu'une modification de ce spectre puisse être associée à une interférence endogène ou exogène (Figure 5).

Justesse

La justesse décrit l'étroitesse de l'accord entre la valeur moyenne obtenue à partir d'une large série de résultats d'essais et une valeur de référence acceptée. Elle est évaluée par l'analyse répétée d'échantillons contenant des concentrations connues et prédéterminées d'analyte. Lors du dosage des concentrations plasmatiques de pantoprazole, la justesse de la méthode a été mesurée en utilisant quatre concentrations différentes de pantoprazole, soit 0.5, 2, 5 et 10 mg/L. Des coefficients de variation < 5% ont été obtenus alors qu'une variation ≤ 15% (20% pour la valeur la plus faible) entre la valeur moyenne et les contrôles est considérée comme acceptable.

21

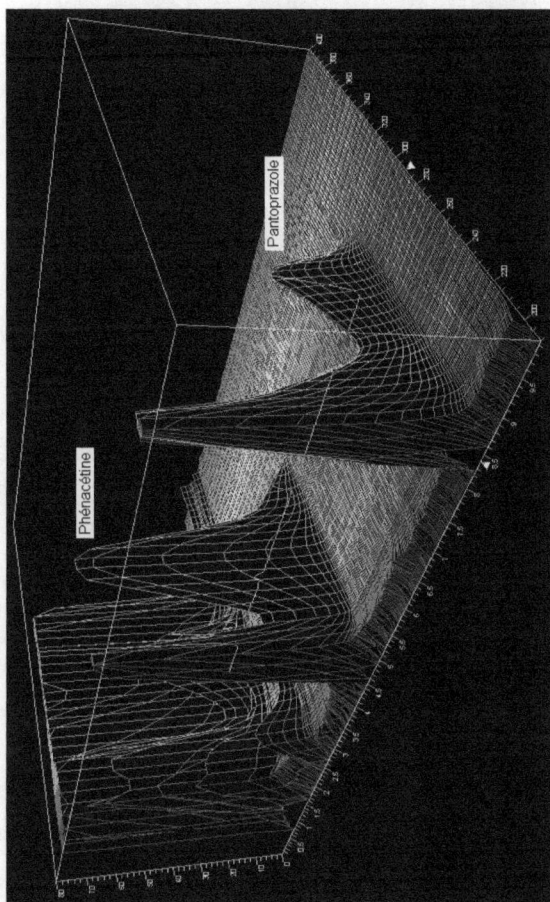

Figure 5. Tracés chromatographiques.

(A) Spectre ultraviolet représentatif et en trois dimensions de la séparation chromatographique d'un aliquot (50 μl) de plasma naïf enrichi avec l'étalon interne (phénacétine 20 μg/ml) et le pantoprazole sodique (12.5 μg/ml). L'aliquot résulte de la déprotéinisation d'un échantillon plasmatique (50 μl) avec de l'acétonitrile (100 μl) puis de l'évaporation à sec du surnageant avant sa remise en solution avec 100 μl d'un mélange acétonitrile : eau (1:3). Les axes du temps («x»), de l'absorbance («z») et de la longueur d'onde («y») s'échelonnent respectivement de 0 à 10 minutes, de 0 à 80 milliunités d'absorbance et de 190 à 400 nm. Les temps de rétention de la phénacétine et du pantoprazole (tête de flèche sur l'axe des «x») se situent respectivement aux environs de 4.7 et 8.4 minutes. La quantification du pantoprazole s'est effectuée à 290 nm (tête de flèche sur l'axe des «z»).

22

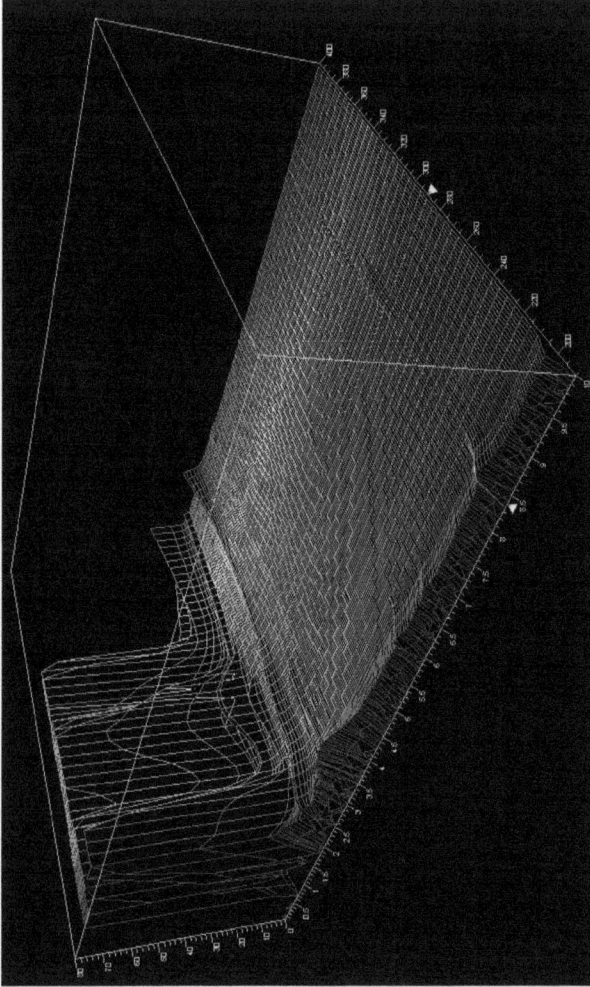

Figure 5. Tracés chromatographiques.

(B) Spectre ultraviolet représentatif et en trois dimensions de la séparation chromatographique d'un aliquot (50 µl) de plasma naïf non enrichi. À noter, l'absence d'interférence de substances endogènes aux temps de rétention de l'étalon interne (aux environs de 4.7 minutes) et du pantoprazole (tête de flèche sur l'axe des «x») et à la longueur d'onde analytique de 290 nm (tête de flèche sur l'axe des «z»).

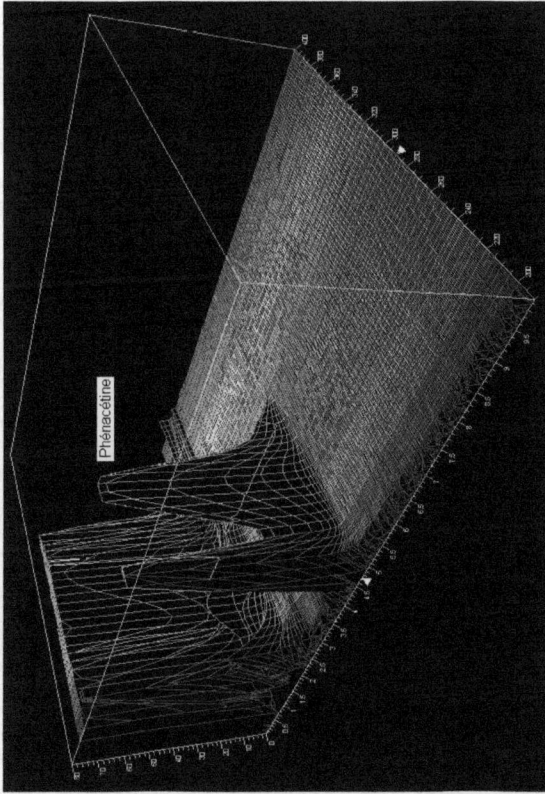

Figure 5. Tracés chromatographiques.

(C) Spectre ultraviolet représentatif et en trois dimensions de la séparation chromatographique d'un aliquot (50 µl) de plasma prélevé chez un patient avant l'administration d'une dose intraveineuse de pantoprazole et enrichi avec l'étalon interne. À noter, l'absence d'interférences analytiques aux temps de rétention de l'étalon interne (tête de flèche sur l'axe des «x») et du pantoprazole (aux environs de 8.4 minutes) et à la longueur d'onde analytique de 290 nm (tête de flèche sur l'axe des «z»).

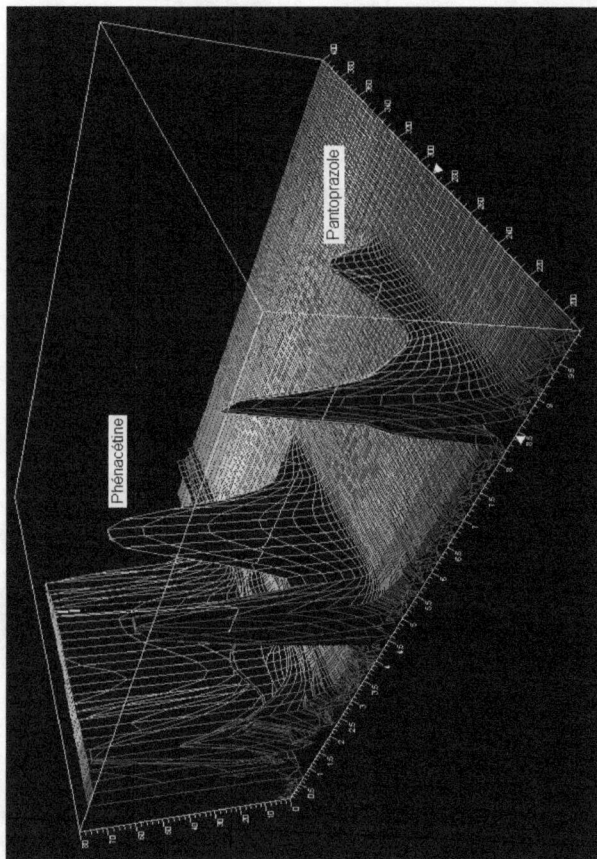

Figure 5. Tracés chromatographiques.

(D) Spectre ultraviolet représentatif et en trois dimensions de la séparation chromatographique d'un échantillon plasmatique prélevé chez un patient à la fin de l'administration d'une dose intraveineuse de pantoprazole et enrichi avec l'étalon interne. À noter, l'absence d'interférences analytiques aux temps de rétention de l'étalon interne (aux environs de 4.7 minutes) et du pantoprazole (tête de flèche sur l'axe des «x») et à la longueur d'onde analytique de 290 nm (tête de flèche sur l'axe des «z»). La concentration de pantoprazole est estimée à 8.87 μg/ml.

Fidélité

La fidélité représente l'étroitesse de l'accord entre des résultats indépendants obtenus sous des conditions stipulées. Elle est d'abord mesurée dans des conditions de répétitivité (intra essai) où un même essai est répété dans un court laps de temps, dans le même laboratoire, par le même opérateur et en utilisant le même équipement. Par la suite, la précision est testée sous des conditions de reproductibilité (inter essai) où un même essai est répété dans un environnement différent, que ce soit un changement de laboratoire, d'opérateur, d'équipement ou à des moments différents. Dans les deux circonstances, des coefficients de variation < 10% ont été obtenus, le seuil d'acceptabilité étant ≤ 15% (20% pour la valeur la plus faible).

Stabilité

Afin d'assurer la stabilité des échantillons plasmatiques de pantoprazole, ils ont été conservés à −70°C jusqu'au moment de la détermination des concentrations plasmatiques par la méthode CLHP. Les contrôles de qualité conservés dans les mêmes conditions n'ont pas montré de variations sur une période de six mois.

Limite de quantification et linéarité

La limite de quantification se définit comme la plus petite concentration pouvant être quantifiée avec des niveaux de justesse et de fidélité acceptables. Elle doit être différenciée de la limite de détection qui est la plus petite concentration pouvant être détectée, mais non quantifiée. La limite de quantification de la méthode de dosage de l'étude actuelle était de 0.1 mg/L. La détermination de la linéarité permet d'établir si la réponse du détecteur à barrettes de diodes est proportionnelle à la concentration du pantoprazole. Par injection de plasma naïf enrichi avec de la phénacétine et différentes concentrations de pantoprazole, un domaine de linéarité s'étendant dans une fourchette de concentrations de pantoprazole allant 0.10 à 25 mg/L a été établi (Figure 6). Les échantillons plasmatiques des patients se trouvaient dans cette zone de linéarité (Figure 7). Le coefficient de corrélation établi en utilisant la méthode des moindres carrés était supérieur à 0.999.

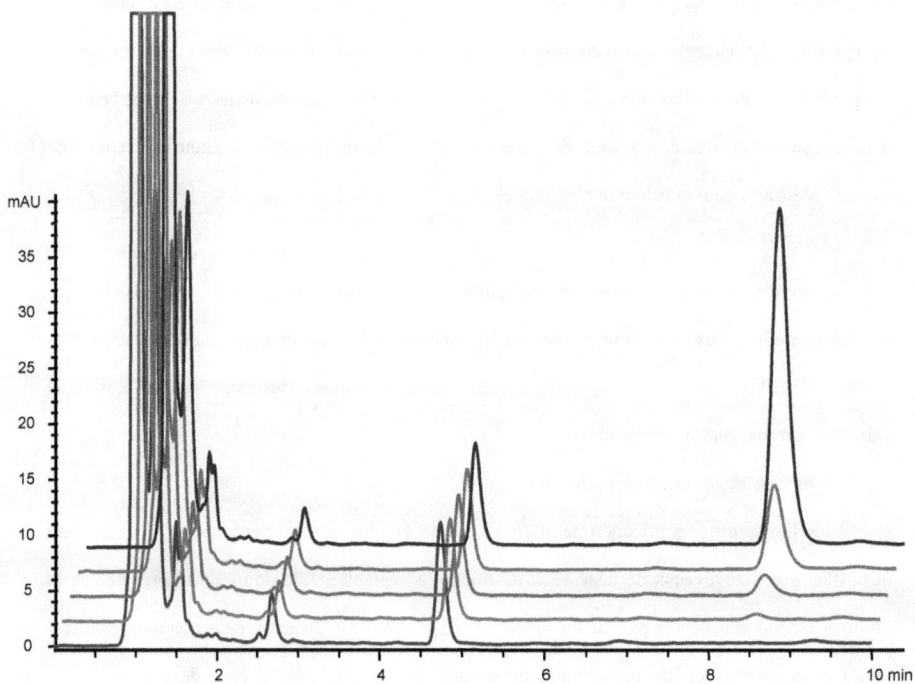

Figure 6. Limite de quantification et linéarité du pantoprazole.

Chromatogrammes représentatifs (enregistrés à une longueur d'onde de 290 nm) d'aliquots de plasmas naïfs enrichis avec l'étalon interne (phénacétine 20 µg/ml) et différentes concentrations de pantoprazole sodique : tracés bleu (0 µg/ml), rouge (0.195 µg/ml), vert (0.781 µg/ml), magenta (3.125 µg/ml) et brun (12.5 µg/ml).

Figure 7. Variabilité de la concentration du pantoprazole en fonction du temps.

Chromatogrammes représentatifs d'aliquots de plasmas prélevés chez un patient avant (tracé lime) et à la fin (tracé orange ; 8.70 μg/ml) de l'administration intraveineuse de pantoprazole de même qu'à différents temps après la fin de l'infusion de pantoprazole : tracés brun (11 minutes ; 4.98 μg/ml), magenta (70 minutes ; 2.55 μg/ml), vert (231 minutes ; 0.54 μg/ml), rouge (351 minutes ; 0.11 μg/ml) et bleu (591 minutes ; pantoprazole non détectable). Au moment de l'analyse, ces plasmas ont été enrichis avec l'étalon interne (phénacétine 20 μg/ml) et préparés tels que décrit précédemment.

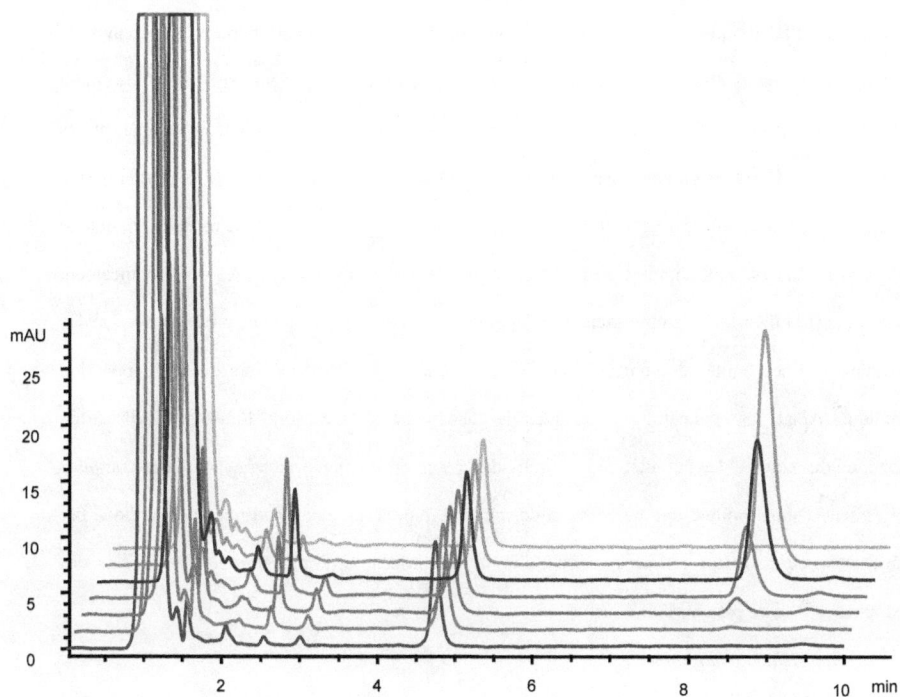

Analyse pharmacocinétique : approche non compartimentale et approche populationnelle

Approche non compartimentale

Dans la présente étude, l'approche non compartimentale a été utilisée pour décrire les paramètres PKs du pantoprazole IV en soins intensifs pédiatriques. L'utilisation de l'analyse non compartimentale permet d'adapter le modèle PK selon les variations individuelles rencontrées lors d'une étude PK clinique, ce qui n'est pas possible avec l'approche compartimentale. Par exemple, il est probable que la PK d'un médicament administré à différents patients soit plus fidèlement représentée par un modèle à deux compartiments chez certains patients et à trois compartiments chez d'autres. Dans ces circonstances, l'utilisation de l'approche compartimentale nécessiterait une uniformisation des profils PKs individuels afin de rencontrer les critères d'un modèle PK unique alors que l'analyse non compartimentale permet de définir les paramètres PKs d'un médicament sans utiliser la théorie des compartiments. L'approche non compartimentale ne présente pas que des avantages et ses limites doivent être connues et prises en considération lors de son application clinique. Ainsi, les concentrations sériques de chacun des patients sont d'abord modélisées en fonction du temps et les paramètres PKs individuels sont ensuite déterminés avant d'être compilés et présentés sous forme d'une moyenne et de son écart-type. L'application d'une telle méthode fait abstraction de la variabilité interindividuelle et limite l'utilisation du modèle pour l'estimation des paramètres PKs de patients subséquents [63].

Approche populationnelle

La PK de population permet de décrire la distribution de probabilité des paramètres PKs d'un médicament au sein d'une population, sans passer par l'estimation des paramètres individuels, et elle offre une analyse directe des variabilités intra-individuelle et interindividuelle. Les paramètres de chaque individu sont estimés *a posteriori* par une approche bayesienne (probabilité conditionnelle) qui effectue un compromis entre l'information provenant de la population entière et les mesures recueillies chez un individu. Il devient ainsi possible d'explorer, de manière multivariée, les relations entre ces estimés individuels et les caractéristiques démographiques et pathophysiologiques pouvant interférer dans la relation dose-concentration plasmatique d'un médicament. Les particularités et les résultats découlant des études de PK de population sont les suivants:

- identification des valeurs typiques des paramètres PKs auprès de patients représentatifs de la population ciblée par le médicament à l'étude ;

- identification et quantification de la variabilité intra-individuelle, aussi appelée interoccasions;

- identification et quantification de la variabilité interindividuelle;

- identification de la relation entre les paramètres PKs et les caractéristiques physiologiques ou pathophysiologiques des patients (covariables) et ;

- estimation de la variabilité résiduelle des observations non expliquée par le modèle [61, 64].

Réalisation de l'approche populationnelle

Dans la présente étude, l'analyse des données de population a été réalisée par la méthode statistique de modélisation non linéaire à effets mixtes, implémentée dans le programme NONMEM (*nonlinear mixed effects model*) version VI, Niveau 1.1 (GloboMax LLC, Hanover, Maryland) [65]. L'approche NONMEM est une méthode dite «en une étape» qui permet d'estimer simultanément les paramètres PKs populationnels d'un médicament et les covariables. Il est à noter que dans l'étude actuelle, la variabilité intra-individuelle, qui évalue par exemple la variabilité des paramètres PKs chez un même individu d'une journée à l'autre ou d'une semaine à l'autre, n'a pas été évaluée puisque plusieurs patients n'ont reçu qu'une seule dose de pantoprazole.

Dans les études de PK de population réalisées selon la méthode NONMEM, les concentrations plasmatiques provenant d'un ensemble d'individus permettent l'élaboration d'un modèle à effets mixtes qui décrit la relation concentration-temps à l'aide d'effets fixes et aléatoires. Les effets fixes prédisent l'influence moyenne d'une covariable, par exemple le poids, sur la variabilité interindividuelle d'un paramètre tel que la CL. Les effets aléatoires décrivent la variabilité résiduelle entre les individus qui ne peut être prédite par les effets fixes, par exemple les erreurs pouvant se produire lors des prélèvements sanguins ou celles associées à la méthode analytique. Bien que la version VI du programme NONMEM offre maintenant une option non paramétrique, NONMEM est essentiellement une méthode paramétrique. La forme de la distribution des effets aléatoires doit être spécifiée *a priori* et elle repose sur des hypothèses sous-jacentes de normalité. Seuls les deux premiers moments de cette distribution sont estimés, soit la moyenne et la variance [64].

La première étape de la réalisation d'un modèle populationnel est la définition d'un modèle mathématique de base. Dans les études pédiatriques de PK de population, la deuxième étape consiste à «allométriser» le modèle. Cette étape vise à intégrer au modèle une covariable qui reflète le processus de maturation s'étendant de la naissance à l'âge adulte, et qui s'accompagne de modifications de la composition corporelle et de la maturation fonctionnelle des organes impliqués dans le devenir des médicaments [66]. L'allométrie exprime la corrélation entre les mesures anthropométriques d'un individu et ses paramètres biologiques. Le poids et la surface corporelle sont les deux mesures anthropométriques fréquemment testées et seulement celle qui mène à la plus grande diminution de la variabilité interindividuelle du modèle est conservée. Si le poids apparaît comme le meilleur marqueur du développement, la relation d'allométrie s'exprimera ainsi :

$$P_i = P_s * pds^a$$

où *pds* symbolise le poids d'un individu en kg, *a* le coefficient allométrique, P_i le paramètre PK à l'étude chez cet individu et P_s la moyenne de la population pour ce paramètre. Le paramètre standard P_s représente la valeur de P_i pour un individu ayant un poids théorique d'un kg. Le coefficient allométrique *a* peut être interprété de trois façons : (i) si > 1, *Pi* croît plus rapidement que *Ps* et il s'agit d'une allométrie positive ; (ii) si < 1, *Pi* croît moins rapidement que *Ps* et il s'agit d'une allométrie négative et ; (iii) si = 1, *Pi* croît au même rythme que *Ps* et il s'agit d'isométrie. La littérature de PK de population pédiatrique suggère de fixer des coefficients allométriques respectifs de 0.75 et 1 pour les termes de CL et de volume de distribution (V) [67, 68]. Toutefois, certains auteurs ont exprimé une inquiétude quant aux limites de l'utilisation d'une valeur unique du coefficient allométrique lors de l'étude de populations variées [68]. Par exemple, pour le terme de CL, il semblerait plus approprié d'utiliser un coefficient allométrique de 0.67 pour les médicaments ayant une élimination rénale exclusive et de 0.75 pour les médicaments ayant une élimination autre (p.ex. hépatique) [67]. Dans la présente étude, les coefficients allométriques pour les termes de CL et V ont été fixés à 0.75 et 1. Puisque le pantoprazole est essentiellement métabolisé au niveau du foie, le coefficient allométrique de 0.75 pour le terme de CL semble tout à fait approprié. La capacité de dissocier l'effet de la croissance de l'effet des autres covariables sur la variabilité des paramètres PKs constitue la force principale de l'approche allométrique.

Une fois le modèle de base «allométrisé», l'étape subséquente consiste à tester les autres covariables une à une et à identifier celles qui permettent d'améliorer le modèle, c'est-à-dire de diminuer la variabilité interindividuelle. Les covariables représentent les caractéristiques démographiques, pathophysiologiques et environnementales capables d'expliquer une partie de la variabilité totale des paramètres PKs observée au sein de la population étudiée. Dans l'étude actuelle, les caractéristiques démographiques et pathophysiologiques rencontrées dans un contexte de soins intensifs pédiatriques et susceptibles d'influencer la PK du pantoprazole IV constituaient les covariables étudiées. Ces dernières comprenaient : l'âge, le sexe, la présence d'un syndrome de réponse inflammatoire systémique (SRIS), la présence d'une dysfonction hépatique et l'utilisation simultanée de médicaments inducteurs ou inhibiteurs du CYP2C19.

Les covariables peuvent être colinéaires. La colinéarité fait référence au degré de corrélation entre les différentes covariables, qui ne sont pas mutuellement exclusives, à un point tel que certaines covariables peuvent être complètement prédites par d'autres [67, 68]. L'approche populationnelle tient compte de la colinéarité et, lorsque cette dernière est présente, elle permet d'estimer la contribution réelle de chacune des covariables.

Avant l'arrivée de l'approche populationnelle, les chercheurs utilisaient, non sans conséquence, de multiples stratégies afin de minimiser l'importance de la variabilité interindividuelle. Par exemple, l'étude d'une seule variable à la fois, telle la fonction rénale, rendait impossible l'identification d'une interaction potentielle entre les différentes variables. De plus, l'application de protocoles de recherche très stricts masquait l'ampleur de la variabilité interindividuelle présente, une information critique lors de l'évaluation et du développement de médicaments [61]. Ainsi, une appréciation juste de la variabilité interindividuelle, via l'intégration des covariables au modèle final de PK de population, mène à une utilisation plus judicieuse et individualisée des médicaments.

Analyses statistiques de l'approche non compartimentale

Les données de l'analyse non compartimentale ont été présentées selon les règles de la statistique descriptive dont les deux composantes sont les mesures de la tendance centrale et de la dispersion. L'objectif d'une mesure de tendance centrale est de résumer en un seul nombre la valeur typique ou la plus représentative d'un ensemble de résultats. Comme les données avaient des valeurs très étendues et une distribution asymétrique, il était plus approprié de déterminer la tendance centrale selon la médiane. Cette dernière représente la valeur à laquelle 50% des valeurs observées sont inférieures. La médiane est caractérisée par le fait qu'elle est unique, c'est-à-dire qu'il n'y a qu'une seule valeur possible pour un ensemble de données, qu'elle est simple à calculer et qu'elle n'est pas influencée par les valeurs extrêmes [69].

Dans un deuxième temps, le taux de variabilité des données autour de la valeur centrale devait être quantifié selon la mesure de dispersion. Dans cette étude, tout comme pour la mesure de la tendance centrale, la mesure de dispersion était dictée par la distribution asymétrique des données, restreignant le choix à l'étendue ou à l'écart interquartile. L'écart interquartile reflète la variabilité des observations autour du 50% médian puisque les premier et troisième quartiles représentent respectivement les valeurs auxquelles 25% et 75% des valeurs observées sont inférieures. Il s'agit donc d'une mesure de dispersion plus riche que l'étendue, qui elle, mesure l'écart entre seulement deux valeurs de l'ensemble des données, soit la plus élevée et la plus petite. Malgré cet inconvénient, l'étendue a été choisie pour exprimer la variabilité autour de la médiane. De cette façon, les valeurs extrêmes qui composent l'ensemble des données peuvent être fidèlement illustrées, et ainsi, refléter la grande variabilité interindividuelle des paramètres PKs du pantoprazole en soins intensifs pédiatriques.

Suspectant l'impact du SRIS sur le métabolisme hépatique du pantoprazole, les paramètres PKs de CL et $t_{1/2}$ dérivés de l'analyse non compartimentale ont été comparés entre les patients présentant ou non un SRIS. Un test d'hypothèse a été exécuté à l'aide des statistiques non paramétriques puisque les valeurs des paramètres PKs mesurées dans l'étude n'assumaient pas une distribution normale. En effet, les tests non paramétriques permettent d'obtenir des probabilités de résultats exactes, peu importe la forme de la courbe de distribution de la population d'où est tiré l'échantillon. Par contre, ces tests sont généralement moins puissants que les tests paramétriques, leur utilisation sans discernement peut résulter en un gaspillage des données et leur application à de grands échantillons peut être laborieuse [70]. Parmi les tests non paramétriques, le test de Mann-Whitney répondait le plus fidèlement à la description de l'échantillon populationnel de la présente étude : (i) les variables d'intérêts sont continues ; (ii) l'échelle de mesure est ordinale ; (iii) les deux échantillons considérés sont indépendants et aléatoires et ; (iv) si les populations diffèrent, c'est uniquement en regard de leurs médianes. Par exemple, l'hypothèse à tester concernant le paramètre PK de CL a été formulée comme suit :

$H_0: M_S \geq M_{NS}$

$H_1: M_S < M_{NS}$

où H_0 symbolise l'hypothèse nulle, H_1 l'hypothèse alternative, M_S la médiane de la population des patients présentant un SRIS et M_{NS} la médiane de la population de patients sans SRIS. Afin de pouvoir tirer une conclusion du test d'hypothèse, le seuil de signification avait été fixé à 5%. Il est donc possible de rejeter l'hypothèse nulle si le niveau de signification réel est égal ou inférieur au niveau de signification choisi de 5% ($P \leq 0.05$).

Chapitre III

Article

Population Pharmacokinetics of Intravenous Pantoprazole

in Paediatric Intensive Care Patients

G. Pettersen, MD[1], M-S. Mouksassi, Pharm.D[2], Y. Théorêt, PhD[3], L. Labbé, PhD[4] C. Faure, MD[5], B. Nguyen, MSc[6] and C. Litalien, MD[1,7]

[1] Division of Paediatric Critical Care, Department of Paediatrics, Centre Hospitalier Universitaire Sainte-Justine, Montreal, Canada. [2] Faculty of Pharmacy, Université de Montréal, Montreal, Canada. [3]Departments of Biochemistry and Pharmacology, Centre Hospitalier Universitaire Sainte-Justine, Montreal, Canada. [4] Faculty of Pharmacy, Université de Montréal, Montreal, Canada. [5] Division of Gastroenterology, Department of Paediatrics, Centre Hospitalier Universitaire Sainte-Justine, Montreal, Canada. [6]Department of Pharmacy, Centre Hospitalier Universitaire Sainte-Justine, Montreal, Canada. [7] Department of Pharmacology, Centre Hospitalier Universitaire Sainte-Justine, Montreal, Canada.

Article soumis au *British Journal of Clinical Pharmacology*,
Avril 2008.

Summary

Aims: To characterize the pharmacokinetics of intravenous pantoprazole in a paediatric intensive care population and to determine the influence of demographic factors, systemic inflammatory response syndrome (SIRS), hepatic dysfunction and concomitantly used CYP2C19 inducers and inhibitors on the drug's pharmacokinetics.

Methods: A total of 156 pantoprazole concentration measurements from 20 patients (10 days to 16.4 years of age) at risk for or with upper gastrointestinal bleeding, who received pantoprazole doses ranging from 19.9 to 140.6 mg/1.73m^2/day, were analysed using non compartmental and nonlinear mixed effects modelling (NONMEM) approaches.

Results: The non compartmental results showed that median clearance (CL), apparent volume of distribution and elimination half-life were 0.14 L/h/kg, 0.20 L/kg and 1.7 h, respectively. The best structural model for pantoprazole was a two-compartment model with zero order infusion and first order elimination. Body weight, SIRS, age, hepatic dysfunction and presence of CYP2C19 inhibitors were significant covariates affecting CL, accounting for 75% of interindividual variability. Only body weight significantly influenced central volume of distribution (Vc). In the final population model, the estimated CL and Vc were 5.28 L/h and 2.22 L, respectively, for a typical 5-year-old child weighing 20 kg. Pantoprazole CL increased with weight and age whereas the presence of SIRS, CYP2C19 inhibitors and hepatic dysfunction, when present separately, significantly decreased pantoprazole CL by 62.3%, 65.8%, and 50.5%, respectively.

Conclusion: These results provide important information for physicians regarding selection of a starting dose and dosing regimen of pantoprazole for paediatric intensive care patients based on factors frequently encountered in this population.

Introduction

Paediatric intensive care patients require gastric acid suppression to prevent stress-related ulcer bleeding and to manage upper gastrointestinal bleeding. Despite limited data regarding the efficacy of proton pump inhibitors (PPIs) in the prevention of stress-related ulceration, the use of PPIs for this indication has dramatically increased in recent years [40, 71]. In addition, the superiority of intravenous PPIs over histamine$_2$ receptor antagonists for peptic ulcer bleeding [72] has led to the use of intravenous PPI therapy for the treatment of upper gastrointestinal bleeding in adult and paediatric intensive care patients [39, 43].

PPIs selectively and irreversibly inhibit gastric H$^+$/K$^+$-adenosine triphosphatase (ATPase), the proton pump that performs the final step of acid production by parietal cells. PPI inhibition of

ATPase suppresses both basal and stimulated secretion of gastric acid independently of the nature of parietal cell stimulation [73]. The potent acid inhibitory action of PPIs translates to a significantly superior efficacy of these agents for acid-related disorders in adults compared to histamine$_2$ receptor antagonists [37]. During critical illness, PPIs offer advantages over histamine$_2$ receptor antagonists. For example, with PPI use, there is no development of tolerance, [14, 27, 28] no need for dosing adjustment for renal insufficiency [32-35] or during haemodialysis [36] and PPIs are well tolerated [37, 38].

Pantoprazole is an attractive choice for intensive care patients as it appears to have a more limited potential for drug interactions compared with other PPIs [56]. In addition, the availability of an intravenous formulation eliminates problems associated with extemporaneous formulations of enteric-coated granules of PPIs which can potentially clog enteral feeding tubes, have variable bioavailability [23, 74], and require adequate absorptive capacity, which is often diminished in critically ill patients [75]. Furthermore, intravenous administration of a PPI is more efficient in achieving gastric acid suppression than oral administration [58].

To date, there is limited data regarding the pharmacokinetics of pantoprazole in children [45, 46], with essentially no data for infants less than two years old. Evaluation of intravenous pantoprazole administration in this population is supported by the pharmacokinetic-pharmacodynamic relationship for PPIs seen in adults [38, 76-78] and children [49-53, 79]. For each PPI, the degree of acid suppression is correlated with systemic drug exposure reflected by the area under the plasma concentration time curve (AUC).

The objectives of this study were to to characterize the pharmacokinetics of intravenous pantoprazole in paediatric intensive care patients and to determine the influence of demographic factors, systemic inflammatory response syndrome (SIRS), hepatic dysfunction and concomitantly administered CYP2C19 inducers and inhibitors on pantoprazole's pharmacokinetic (PK) behaviour.

Methods

Patients and study design

Patients were from two cohorts in our institution. Cohort I (n = 8) was a group of patients analysed retrospectively. When physicians started to prescribe intravenous pantoprazole in 2002, they requested that in the absence of dosing recommendations, pantoprazole concentrations be obtained for some patients. These concentrations were measured after 2 to 18 days of pantoprazole treatment. Results were available within 24 hours, allowing modifications to dose or dosing interval, if judged necessary by the attending physician, based on data from adults. All concomitant medications known to be inducers or inhibitors of CYP2C19 were recorded as were hepatic parameters (aspartate aminotransferase (AST), alanine aminotransferase (ALT), total and direct bilirubin and international normalised ratio (INR)) if available.

Cohort II (n = 12) was from a single-centre, open-label phase I/II study evaluating the pharmacokinetics and pharmacodynamics of intravenous pantoprazole in paediatric intensive care patients. This trial started in February 2004 and is still ongoing due to interesting unexpected pharmacodynamic data [80]. Patients between the ages of 0 and 18 years at time of entry into the paediatric intensive care unit were potential candidates for enrolment. Patients were eligible for study inclusion if they presented at least one risk factor (respiratory failure, coagulopathy or Paediatric Risk of Mortality score ≥ 10) for the development of clinically significant stress-related upper gastrointestinal bleeding [4] or if they had been prescribed stress ulcer prophylaxis by their attending physician. Other inclusion criteria included an anticipated length of stay in the intensive care unit of at least 24 hours, presence of an arterial, central venous or peripheral line for blood drawing, informed consent from a parent or legal guardian and approval of the attending physician. Patients were excluded if there was a known hypersensitivity to PPIs, INR > 1.5 secondary to hepatic disease or if they were receiving concomitant administration of known inducer(s) or inhibitor(s) of CYP2C19. The initial dosage regimen of pantoprazole was 20 mg/1.73 m^2/day in neonates and 40 mg/1.73 m^2/day for patients older than one month, administered once a day. This dosage regimen was extrapolated from the recommended adult dose (40 mg once a day) scaled to body surface area (BSA) [81]. PK evaluation was performed during the first dose of pantoprazole in all of these patients. A protocol for increasing pantoprazole dose was planned if there was inadequate gastric acid suppression, with the highest dose being 80 mg/1.73 m^2/day. Adverse events most frequently reported for pantoprazole were monitored daily [82]. The study protocol and consent forms were approved by the Research Ethics Committee of Centre Hospitalier Universitaire Sainte-Justine.

Measurement of pantoprazole concentrations

Pantoprazole was administered as an infusion over 15 to 30 minutes. Serial blood samples (0.5 mL) were collected in heparinised tubes just prior to and at 0, 0.25, 0.75, 1, 2, 4, 6 and 12 hours (Cohort I) or just prior to and at 0, 0.25, 0.5, 1, 2, 4, 8, 12 and 24 hours (Cohort II) after the end of pantoprazole infusion. Plasma was immediately separated and stored at −70°C until assayed. Pantoprazole concentrations were determined using a high performance liquid chromatography (HPLC) method with a diode array detector set at 290 nm (series 1100, Agilent Technologies). To a volume of 50 μL of plasma, 25 μL of internal standard (phenacetin) working solution (at a concentration of 20 μg/mL) and 100 μL of acetonitrile were added. After mixing vigorously and centrifugation, 130 μL aliquot of supernatant was transferred to a propylene vial, dried and reconstituted in a 100 μL mixture of acetonitrile and water (1:3). The mixture was pipetted into an autosampler vial and aliquots of 50 μL were injected into the HPLC system. Chromatographic separation occurred using a Nova-Pak C$_{18}$ column with a mobile phase composed of acetonitrile and 10 mM ammonium acetate buffer, pH 6.5 (25:75) and mixing at a flow rate of 1.2 mL/min. Pantoprazole concentrations were quantified by height ratios. The lower and upper limits of quantification were 0.1 mg/L and 25 mg/L, respectively. The within run and between run coefficients of variation for the assays were < 10%. For quality control, four concentrations were used (0.5, 2, 5 and 10 mg/L). The coefficients of variation for these controls were < 5%.

Pharmacokinetic analysis

The PK parameters were estimated using non compartmental and population pharmacokinetic (POPPK) approaches.

Noncompartmental analysis

The non compartmental analysis (NCA) of pantoprazole concentration was performed using WinNonlin version 5.2 (Pharsight, Mountain View, California). Peak plasma concentration (C_{max}) was determined for each patient from direct data observation. The area under the plasma concentration time curve from zero to last time point ($AUC_{0 \to t}$) (Cohort II) or from zero to tau ($AUC_{0 \to \tau}$) (Cohort I) was calculated using the linear trapezoidal rule. The terminal rate constant (λ_z) was determined by linear regression of log-concentration versus time plots, using data from the terminal monoexponential part of the curve (three to five pantoprazole plasma concentration measurements were used, in order to obtain a line with the highest r^2 correlation). The AUC from zero to infinity ($AUC_{0 \to \infty}$) was calculated by adding the $AUC_{0 \to t}$ to the extrapolated area which is equal to the last measured concentration over λ_z. The elimination half-life ($t_{1/2}$) and total clearance (CL) were calculated as follows: $t_{1/2} = 0.693 / \lambda_z$ and CL= dose/ $AUC_{0 \to \tau}$ (Cohort I, at steady state) or CL = dose/$AUC_{0 \to \infty}$ (Cohort II, after single dose). The apparent volume of distribution at steady state (Vdss) was also determined: Vdss = [CL * MRT] where MRT is the mean residence time. Accounting for infusion duration, MRT was calculated for single dose (MRT = $AUMC_{0 \to \infty}/AUC_{0 \to \infty}$) or at steady state (MRT = $[AUMC_{0 \to \tau} + \tau *AUC_{\tau \to \infty}]/AUC_{0 \to \tau}$), where AUMC represents the area under the first moment curve. Since linearity was demonstrated in healthy adult subjects for a single intravenous dose of pantoprazole ranging from 10 to 80 mg [83], it was deemed appropriate to normalise AUC and C_{max} for a daily dose of pantoprazole of 40 mg/1.73 m^2/day allowing comparison between patients as well as with the adult population.

Population pharmacokinetic analysis

A nonlinear mixed effects modelling approach was used to derive a POPPK model. The analysis was carried out with the software package NONMEM, version VI, Level 1.1 (GloboMax

LLC, Hanover, Maryland) using the first-order conditional estimation method with the interaction option [65].

1. Model development

The initial step in the modelling process was the definition of a basic structural POPPK model without covariates. One- and two-compartment models with zero order infusion and first order elimination were tested. Model parameters were clearances and volumes of distribution: CL and central volume of distribution (Vc) for the one-compartment model and CL, inter-compartmental clearance (Q), Vc, and peripheral volume of distribution (V2) for the two-compartment model. Model selection was based on: (i) visual inspection of the scatter plots of observed concentrations versus population and individual predictions; (ii) visual inspection of the scatter plots of weighted residuals (WRES) versus population predictions and time and; (iii) the objective function value (OFV) which is proportional to the -2 log likelihood. A decrease of 3.84 was considered statistically significant for the addition of one parameter (corresponding to a $P \leq$ 0.05). To help visualize trends in the plots a LOESS fit, which is a form of locally weighted polynomial regression, was superimposed when appropriate. At each point in the dataset a polynomial is fit to a subset of the data, with explanatory variable values near the point whose response is being estimated. The weight of the fit is inversely proportional to the distance from the point whose response is being estimated [84].

Fixed effects parameters were used to describe the typical population estimates and an exponential random effect model was used to describe the interindividual variability for each model parameter :

$\theta i = \theta \exp (\eta i)$

where θi is the estimated parameter value for the ith individual, θ is the fixed effect typical parameter value in the population and ηi are individual-specific random effects for the ith individual symmetrically distributed with zero mean and variance ω.

The potential covariance of the parameters was also investigated with full blocks of ωs. A combined proportional and additive error model was used to model the residual unexplained variability.

$$C_{ij} = \hat{C}_{ij} + \hat{C}_{ij} \cdot (\varepsilon_{ij1}) + \varepsilon_{ij2}$$

where C_{ij} is the jth observed concentration at time point j for the ith individual, $\hat{C}_{ij}$ is the jth predicted concentration at time point j for the ith individual and ε_{ij1} and ε_{ij2} are residual random errors for the jth concentration of the ith individual symmetrically distributed with zero means and variances σ_1 and σ_2.

The second step in the model construction was to build an allometrically scaled model which considers the effects of body size (body weight or BSA) in the base model. After allometrically scaling the model, the following covariates that could influence pantoprazole PK parameters were examined: age, sex, presence or absence of SIRS [85], hepatic dysfunction (total bilirubin $\geq$ 4 mg/dL or ALT two times the upper limit of normal for age) [85], and concomitant treatment with CYP2C19 inhibitors or inducers. Continuous covariates were tested using a power model as shown in the following equation:

$$PK\ parameter = \theta_{pop} * (covariate/covariate_{median})^{\ estimated\ power}$$

where θ_{pop} is the population mean and covariate$_{median}$ is the median of the total population covariate. The power factor for body weight was fixed at 0.75 for clearances and 1 for volumes as is common practice in paediatric studies [67]. Dichotomous covariates were tested using the following equation :

$$PK\ parameter = \theta_{pop} * (estimated\ effect\ for\ covariate)^{\ dichotomous\ covariate\ coded\ as\ 0\ or\ 1}$$

where a dichotomous covariate was coded as 1 if present, and 0 otherwise.

Visual inspection of scatter plots of WRES versus covariates and differences between the individual and population parameter versus covariates were used to guide selection and testing of different models. An automated generalised additive model algorithm was also used to aid covariate selection. A stepwise forward selection approach was used for covariate inclusion. Covariates were included in the model for $P \leq 0.05$. Backward elimination was then performed where each covariate was independently removed from the model to confirm its relevance. An increase in the OFV of 6.7 or more ($P \leq 0.01$) was necessary to confirm that the covariate was significant.

2. Model validation

A predictive check method was used to evaluate the model performance [86]. The point parameter estimates, interindividual variability and residual variability obtained from the final model were used to generate 1000 simulated datasets. The distribution of the simulated AUCs was then compared to the originally observed AUCs. A predictive check P-value, defined as the probability that the simulated AUCs could be greater than the median observed AUC, was calculated.

A non-parametric bootstrap (n = 1000 samples) was used to evaluate the stability and precision of the final model parameters [87]. Only runs that converged successfully were used for further analysis. The final parameter estimates were compared to the median of the bootstrap results. The 95% confidence intervals were calculated as the 2.5^{th} and 97.5^{th} percentiles from the bootstrap distribution.

3. Model prediction

Using the final POPPK model, we simulated the changes in CL expressed per kilogram of body weight during childhood growth. For all simulations, 50th percentile body weight for boys was used (http://www.cdc.gov/growthcharts). Pantoprazole AUCs were also predicted from the final model. CL estimates of children presenting none, one or multiple significant covariates and receiving a daily dose of 40 mg/1.73 m^2 were considered for the calculation of the AUC values. The following equation was used to compute AUC_{0-24h}: 40 mg * BSA/1.73 m^2/estimated CL.

Statistical analysis of the NCA results

Considering the distribution of the data, descriptive statistics are shown as median and range. The Mann-Whitney rank-sum test was used to compare SIRS and non-SIRS patients in terms of CL and $t_{1/2}$ (derived from NCA). The level of significance accepted for all statistical analyses was $P \leq .05$. Data were analysed using StatView version 4.5.

Results

Patient population

Twenty patients (13 boys, 7 girls) from 10 days to 16.4 years of age were included in the study. Demographic data, underlying disease(s), indications and doses of pantoprazole, patient hepatic function and concomitant medications are summarised in Table II. The median daily dose of pantoprazole was 41.8 mg/1.73m²/day (19.9 – 140.6). Although the highest dose planned in the protocol was 80 mg/1.73m²/day (Cohort II), one patient received 140.6 mg/1.73 m²/day due to a prescription error, but there were no clinical consequences. Pantoprazole was given intravenously once a day to all patients except one patient who received it twice daily. Three patients from Cohort I received medications known to inhibit CYP2C19 (fluconazole, voriconazole, and isoniazid) and one received both a CYP2C19 inhibitor (fluconazole) and a CYP2C19 inducer (rifampicin). No patients were excluded. Pantoprazole was well tolerated by all patients.

Non compartmental analysis

The PK analysis included 156 plasma concentration measurements. The median number of sampling points per subject was 9 (range 5 to 10). PK parameters derived from the NCA are presented in Table III. Seven patients met the criteria for SIRS; they had a significantly lower CL (median CL of 0.04 versus 0.17 L/h/kg, $P = 0.002$) and longer $t_{1/2}$ (median $t_{1/2}$ of 6.5 versus 1.4 h, $P = 0.001$) compared to those without SIRS.

Population pharmacokinetic analysis

A two-compartment model with zero order infusion and first order elimination best fit the data. Initially the effect of body size alone was investigated as a potential predictor for PK parameters. After investigation of different measures of body size (body weight or BSA), body weight proved to be the most significant size measurement to explain variability in PK parameters. As such, all PK parameters (CL, Vc, Q, V2) were allometrically scaled to bodyweight. After incorporation of the allometric relationships, the OFV decreased by 63.7. Among other covariates tested for CL, SIRS, age, CYP2C19 inhibitors and hepatic dysfunction produced a significant decrease in OFV (Table IV). Only body weight significantly influenced Vc, Q and V2.

The final POPPK model was described by the following equations:

$$CL \ (L/h) = 5.28 * (WT/20)^{0.75} * 0.377^{SIRS} * (AGE/5)^{0.316} * 0.342^{INH} * 0.495^{HEP}$$

$$Vc \ (L) = 2.22 * (WT/20)$$

$$Q \ (L/h) = 1.10 * (WT/20)^{0.75}$$

$$V2 \ (L) = 2.73 * (WT/20)$$

where body weight (WT) is in kilograms, age in years and dichotomous covariates (SIRS, CYP2C19 inhibitors (INH) and hepatic dysfunction (HEP)) coded as 1 if present and 0 otherwise. Parameter estimates for the final model are summarised in Table V.

The total interindividual variability for CL in the base model was estimated to be 132.7% (100%). The variability of each significant covariate identified, body weight, SIRS, age, CYP2C19 inhibitors and hepatic dysfunction, was 39.4% (29.7%), 33.4% (25.1%), 11.3% (8.5%), 1.7% (1.3%) and 14.3% (10.8%), respectively. The unexplained variability for CL was 32.5% (24.5%). Pantoprazole CL increased with weight and age whereas the presence of SIRS, CYP2C19 inhibitors and hepatic dysfunction, when present separately, significantly decreased pantoprazole CL by 62.3%, 65.8%, and 50.5%, respectively.

The total interindividual variability for Vc in the base model was estimated to be a 137.5% (100%). Body weight was the only significant covariate identified and represented 96.9% (70.5%) of this total variability, with an unexplained variability of 40.6% (29.5%).

Goodness of fit plots obtained for the final POPPK model are shown in Figure 8. The POPPK model evaluation, which included the results of a predictive check and a nonparametric bootstrap analysis, revealed that the final model provided a reliable description of the data. The predictive performances of the final POPPK model for AUC are shown in Figure 9. Pantoprazole

45

plasma concentrations were within the 90% prediction intervals. The simulated AUC distribution was centred on the median of the original data with a predictive check P-value = 0.52. The final model was then subjected to a bootstrap analysis. As shown in Table V, the median values were similar to the parameter estimates of the original data set, and all parameters obtained from the original data set were included in the 95% confidence interval calculated from the 927 successful runs (out of 1000).

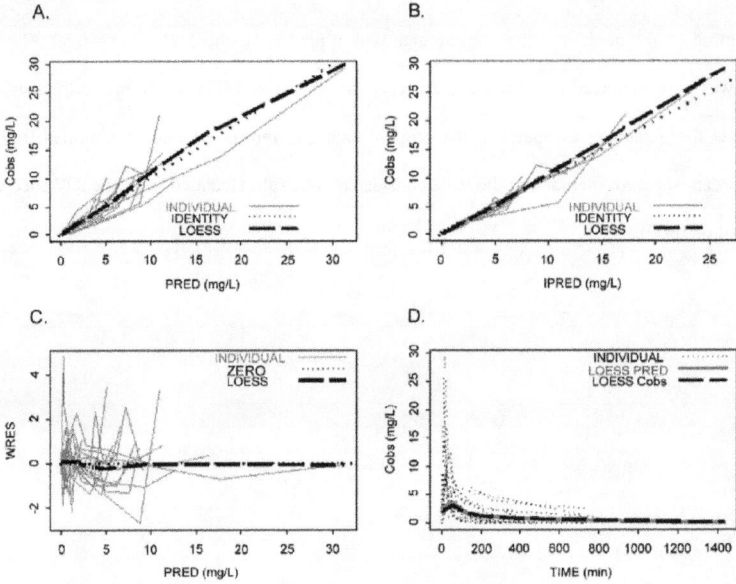

Figure 8. Goodness of fit plots of the final model for pantoprazole.

The heavy broken lines are smoothings (LOESS) of the ordinate values. Dotted lines are identity lines in panels A and B and a zero line in panel C. **(A)** Observed concentrations (Cobs) versus population model predicted concentrations (PRED); **(B)** Cobs versus individual model predicted concentrations (IPRED); **(C)** Weighted residual (WRES) versus PRED; **(D)** Cobs versus time with LOESS of Cobs versus time and LOESS of PRED versus time.

The final POPPK model was used to simulate pantoprazole CL and AUCs of children between one month and five years of age. The magnitude of the covariate effects on CL is depicted in Figure 10A and simulated AUCs for a daily dose of pantoprazole of 40 mg/1.73m^2 are shown in Figure 10B. As illustrated, children between the ages of six months and five years without SIRS and hepatic dysfunction and not taking any CYP2C19 inhibitor exhibit AUC values from 3.5 to 7.0 mg*h/L. In contrast, children presenting either SIRS, hepatic dysfunction or taking CYP2C19 inhibitors attain higher AUCs with the same daily dose, with the highest AUC values occurring in children exhibiting all three covariates simultaneously.

48

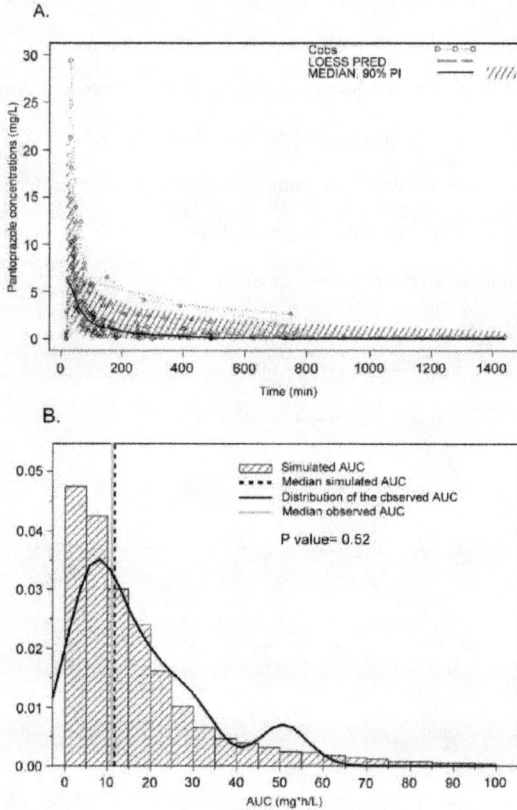

Figure 9. Predictive check results.

(A) Pantoprazole plasma concentrations with the 90% prediction intervals (PI) from the final population model. Observed plasma concentrations (Cobs) for each patient are shown as circles joined by a dotted line. The hatched area represents the 90% PIs and the solid black line the median. The dashed line represents a smoothing of the population prediction (PRED) from the final model (LOESS); **(B)** The histogram represents the simulated area under the plasma concentration time curve during the sampling time (AUC_{0-t}) from the final model. The distribution of the observed AUC_{0-t} is shown as a black line. The median of the observed AUC_{0-t} and the individual predicted AUC_{0-t} are shown as a bold gray line and a black dashed line, respectively. The model adequately simulates the AUC_{0-t} evidenced by a *P*-value of 0.52.

A.

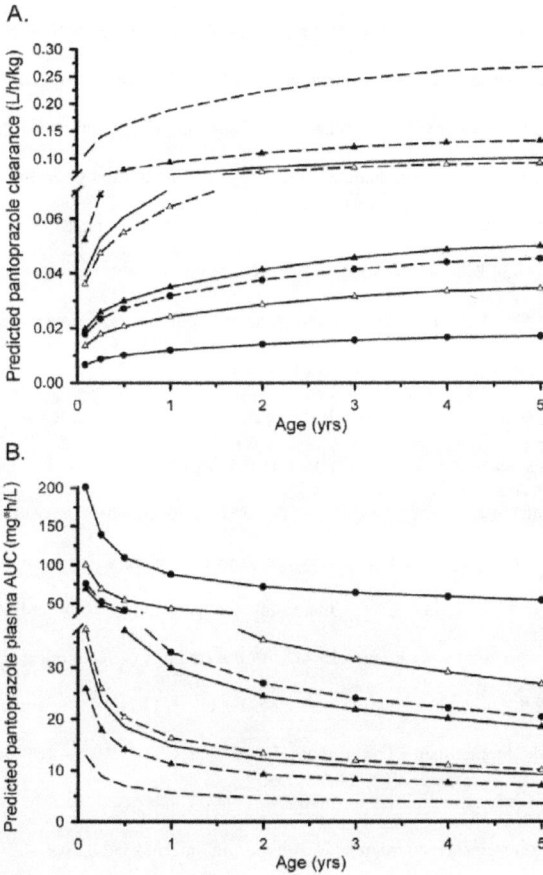

B.

Figure 10. The magnitude of covariate effects on pantoprazole CL and AUC.

Predicted CL values were calculated using the final population model and 50th percentile body weight while AUCs were determined for an adult pantoprazole dose of 40 mg/1.73m^2. (A) Predicted CLs and (B) AUCs in the absence (dashed lines) or presence (solid lines) of SIRS and without the influence of any other covariates are presented as a function of age. The influence of other covariates on pantoprazole CL and AUC in non-SIRS and SIRS conditions are also illustrated: inhibitor(s) of CYP2C19 (open triangle), hepatic dysfunction (closed triangle) and a combination of inhibitor(s) of CYP2C19 and hepatic dysfunction (closed circle).

Discussion

To our knowledge, this study is the first systematic investigation of the pharmacokinetics of intravenous pantoprazole in the paediatric population as well as in paediatric intensive care patients. Both the NCA and the POPPK approach revealed similar results with important interindividual variation for each kinetic parameter. A population analysis was performed in an attempt to explain the large interindividual variability observed. Body weight and SIRS were the two most important covariates for CL accounting for 54.8% of the total variability. Body weight was the only significant covariate identified for Vc. The final population model had an unexplained interindividual variability of 32.5% and 40.6% for CL and Vc estimates, respectively.

As the first step of POPPK model building, we developed an allometrically scaled model that considered the effects of body size since CL usually increases with growth and occasionally Vc. Among the allometric covariates tested, body weight was the first one to be introduced in our model, as recommended [67]. Body weight, and to a lesser degree age, were associated with pantoprazole CL, with a nonlinear increase in CL with increasing weight and age (Figure 10A). These changes in CL with growth are somewhat in agreement with the findings of Koukouritaki *et al.* [88], who investigated the developmental expression of human hepatic CYP2C19, the enzyme responsible for most pantoprazole metabolism. The authors found that CYP2C19 protein and catalytic activities were 12 to 15% of mature values throughout gestation, increased linearly over the first five post-natal months and nonlinearly thereafter, with important interindividual variability. However, comparison with this *in vitro* study is limited by the fact that other age-related factors that could influence pantoprazole CL, such as relative liver size (expressed as a percentage of total body weight) and changes in protein binding, are not accounted for.

SIRS, a non-specific inflammatory process occurring after a variety of insults such as trauma, infection, burns, pancreatitis and other diseases, was also identified as a significant covariate. Its presence was associated with a 62.3% decrease in pantoprazole CL. One may speculate that SIRS decreases the activity of the enzymes responsible for pantoprazole elimination, namely CYP2C19 and CYP3A4. This hypothesis is supported by data demonstrating that inflammation, both *in vitro* and *in vivo*, affects drug metabolism by down-regulating several hepatic enzymes [89, 90]. Two studies focusing on the activity of cytochrome P450 in critically ill patients have reached similar conclusions. Carcillo *et al.* found a two- to ten-fold reduction in mixed cytochrome P450 activity, as measured by antipyrine clearance, in children with multiple organ failure, a more advanced stage of SIRS [91]. In adults, acute inflammation after elective surgery was associated with a significant decline in CYP3A4 activity measured by the erythromycin breath test [92]. Beyond the impact of SIRS on pantoprazole elimination, our findings suggest that SIRS may be a new clinical parameter to be considered for dosing adjustment in paediatric intensive care patients for drugs with a narrow therapeutic index or those not titrated to response. This has important clinical consequences considering that up to 80% of paediatric intensive care patients present a SIRS [93] and that many drugs administered in the intensive care setting are metabolised by the cytochrome P450 enzyme system (pantoprazole being one of these drugs).

In the final POPPK model constructed in this study, CL decreased with hepatic dysfunction. This is not surprising considering that pantoprazole is primarily metabolised by the liver. Data from adults had previously shown alterations in pantoprazole pharmacokinetics among patients with moderate to severe hepatic impairment [94]. Drug interactions were also investigated as a potential covariate. Although no clinically significant drug interactions have been reported between pantoprazole and a range of agents in healthy adult volunteers [21], concomitant administration of CYP2C19 inhibitors was identified as a significant covariate affecting CL in our paediatric intensive care patients.

Using our final POPPK model, predicted pantoprazole CLs and AUCs were determined for children aged between one month and five years presenting one, multiple, or no significant covariates and receiving the recommended adult daily dose expressed in terms of BSA (40 mg/$1.73m^2$/day) (Figure 3). Simulations were not made for neonates and children older than five years considering the small number of patients enrolled in these age groups (two neonates and four children older than five years with none between 6 and 13 years). For paediatric intensive care patients aged between one month and five years without SIRS, hepatic dysfunction and not taking CYP2C19 inhibitors, the predicted pantoprazole CL is either similar (less than six months) or faster (above six months) than the one reported in healthy adults subjects (0.06 - 0.14 L/h/kg) [47, 95]. This finding, i.e., faster drug clearance in children compared to adults, has been shown for many drugs although the exact underlying mechanism remains unclear [66]. Relative increase in liver size in children compared to adults may contribute to such finding [96]. Even though the predicted pantoprazole CL is faster in patients older than six months, the predicted pantoprazole AUC values in these patients (Figure 3B) are within the range of AUC values (mean; 5.2 mg*h/L; 68% range: 3.86 to 7.00 mg*h/L) reported from a previous adult study in which healthy volunteers received a single intravenous dose of pantoprazole (40 mg) [47]. The reason for this is most likely secondary to the fact that our simulations were made with BSA-based dose which usually yields higher adult-referenced bodyweight-base dosage, especially in young infants [81]. In contrast, for paediatric patients from one month to five years of age presenting either SIRS, hepatic dysfunction and/or taking CYP2C19 inhibitors, the predicted pantoprazole CL is slower than that reported in adults with much higher predicted AUC values.

To date, two paediatric trials have studied the pharmacokinetics of pantoprazole [45, 46]. One study included 14 hospitalised patients between 2 and 16 years of age receiving asingle dose of intravenous pantoprazole [46]. The only kinetic parameter reported in the study was the mean $t_{1/2}$ which was shorter than the median $t_{1/2}$ observed in our patients (1.1 ± 0.5 h compared to 2.0 h (0.7-11.8 h)). The available data prevent any comparison between those critically ill paediatric patients and the ones included in our study in terms of severity of illness, hepatic impairment, CYP2C19 genetic status and drug interactions.

The second study was performed in 24 non critically ill paediatric patients, between 6 and 16 years old, who received pantoprazole orally and included 21 extensive and 3 poor CYP2C19 metabolizers [45]. Among the extensive metabolizers, the mean apparent CL (CL/F) was 0.30 L/h/kg. One needs to be cautious when comparing these results with our data since the route of administration was different and that the bioavailability of pantoprazole after oral administration is unknown in children. However, using the adult value for pantoprazole bioavailability (F = 77 %) [55], the mean systemic CL of the extensive metabolizers studied by Kearns *et al.* would approximate 0.23 L/h/kg. This is similar to the pantoprazole CL predicted from our final POPPK model for patients aged two to five years without SIRS, hepatic dysfunction and not taking CYP2C19 inhibitors (Figure 10A). In contrast, for patients across all age groups presenting one or many of these factors, predicted pantoprazole CL are lower than that reported by Kearns *et al.* A similar decrease in omeprazole CL attributed to slower metabolism had been previously found in critically ill paediatric transplant patients [52]. Omeprazole $t_{1/2}$ in those subjects was much longer compared with $t_{1/2}$ in children with refractory acid-related disorders and adults.

Even though the efficacy of PPIs has been shown to correlate with the AUC both in adults [38, 76-78] and in children [49, 50], the lack of a known paediatric target AUC for pantoprazole prevents the use of our model to derive specific dosing recommendations. In fact, there is some evidence suggesting that the pharmacokinetic-pharmacodynamic relationship is different for critically ill children compared with that of adults, with much higher pantoprazole AUC values needed to raise intragastric pH in paediatric intensive care patients [80]. Furthermore, there may be more than one paediatric target AUC depending on the clinical condition for which pantoprazole is given. For example, a higher AUC may be required for the treatment of an upper gastrointestinal bleeding as compared to the prevention of stress-related ulcer bleeding considering that gastric pH > 6 is required for the former indication [97, 98] while a gastric pH > 4 is recommended for the latter [99].

Another question raised by our results is whether or not there is a pantoprazole AUC value above which side-effects may occur. In other words, is there cause for concern for a 3-year-old patient with SIRS, hepatic dysfunction and taking CYP2C19 inhibitors who, according to our final POPPK model, has a predicted pantoprazole AUC value about 20 times higher that the one reported in adults receiving the same dose (40 mg/1.73 m^2/day)? Unfortunately, our study was not designed

54

to determine the safety of pantoprazole in paediatric intensive care patients and this question remains unanswered. In adults, there are concerns and controversy surrounding the potential complications of sustained high PPI plasma levels and overt gastric acid suppression. Conditions that increase the gastric pH, namely treatment with histamine$_2$ receptor antagonists or PPIs, have been associated with colonisation of normally sterile upper gastrointestinal tract and bacterial proliferation in the stomach [100, 101]. The sequence of events can then lead to either alteration of the normal colonic microflora, a risk factor for *Clostridium difficile*-associated diarrhea, or retrograde transmission of gastric microorganisms into the trachea, a possible pathogenic route for ventilator-associated pneumonia [101, 102].

This study has some limitations. One may argue that an important covariate was not tested in the present study, namely patient CYP2C19 genetic status. CYP2C19 displays a known genetic polymorphism characterized by two phenotypes of varying metabolic capacity and could have accounted for some of the variation observed in our PK parameters [103]. Indeed, poor metabolizers experience higher PPI AUCs compared with both heterozygous and homozygous extensive metabolizers, for whom there is a substantial overlap [104]. Another limitation of the final model is the small number of patients (n = 20), which may inflate the type I error when a forward stepwise covariate addition is used [105]. This small sample size means that there are limited patients across various age groups, i.e. neonates, infants, children and adolescents, with very few patients older than five years of age and no patient in the six to thirteen years age group. This sparseness of data below one month and beyond five years of age limits the use of the model to predict pantoprazole dosing regimen in these age groups. Therefore, CL and AUC simulations were restricted for children from one month to five years of age. In addition, the accuracy of simulation using parameter estimates and their variability could be impaired if applied to children with milder diseases since the subjects involved in the model building process were paediatric intensive care patients.

In conclusion, the pharmacokinetics of intravenous pantoprazole in paediatric intensive care patients is extremely variable. As shown by our POPPK model, developmental changes inherent to the paediatric population, as well as factors frequently encountered in the paediatric intensive care unit such as SIRS, hepatic dysfunction and concomitant drug administration, were able to explain most of this variability. Our results provide important information to healthcare providers regarding how to select a starting dose and dosing regimen of pantoprazole for paediatric intensive care patients based on these various factors, especially for infants and children aged between one month and five years. Further studies are needed to better define the efficacious and safe pantoprazole AUCs for the prevention of bleeding from stress-induced ulcers and the management of upper gastrointestinal bleeding in this population.

ACKNOWLEDGMENTS

Financial support came from a Clinical Research Grant (C.L.) from the Research Centre of Centre Hospitalier Universitaire Sainte-Justine. M-S.M. received a studentship from the Faculty of Graduate Studies of Université de Montréal. L.L. was the recipient of scholarship from Health Research Foundation of Rx&D.

Table II. Summary of patient characteristics.

Variable (median and (range) or n)	Cohort I (n=8)	Cohort II (n=12)	All patients (n=20)
Age (yrs)	9.4 (2.4-16.4)	0.7 (0.03-4.0)	2.1 (0.03-16.4)
Weight (kg)	30.6 (16.0-84.5)	6.8 (2.7-17.9)	12.7 (2.7-84.5)
Body surface area (m^2)	1.06 (0.66-1.96)	0.36 (0.20-0.71)	0.57 (0.20-1.96)
Underlying disease(s)			
Open heart surgery	0	10	10
Hepatic diseases or transplantation	4	0	4
Haematologic disorders	2	0	2
Respiratory failure	1	1	2
Shock	0	1	1
Polytrauma	1	0	1
Indication for IV pantoprazole			
Stress ulcer prophylaxis	0	12	12
Refractory epigastric pain[a]	5	0	5
Upper gastrointestinal bleeding	3	0	3
Pantoprazole dose[b]			
mg/1.73m^2/day	49.1 (35.3-76.3)	39.8 (19.9-140.6)	41.8 (19.9-140.6)
mg/kg/day	1	1.3	1.1
Hepatic dysfunction	4	1[c]	5
Concomitant medications			
CYP2C19 inhibitor	4	0	4
CYP2C19 inducer	1	0	1

IV, intravenous.
[a]Despite treatment with omeprazole or ranitidine.
[b]Pantoprazole was given once a day with the exception of one patient in Cohort I who received it twice daily.
[c]Alanine aminotransferase 2 times the upper limit of normal for age but international normalised ratio < 1.5.

Table III. Pharmacokinetic parameters of IV pantoprazole derived from non compartmental analysis.

Variable (median and (range) or n)	Patients with SIRS (n=7)	Patients without SIRS (n=13)	All patients (n=20)
Cohort I	4	4	8
Cohort II	3	9	12
C_{max} (mg/L)[a]	8.8 (2.8-21.4)	8.4 (1.0-15.1)	8.5 (1.0-21.4)
AUC (mg*h/L)[a]	26.6 (8.2-81.8)	5.5 (1.2-25.6)	10.7 (1.2-81.8)
CL (L/h/kg)	0.04 (0.01-0.14)	0.17 (0.04-0.67)	0.14 (0.01-0.67)
Vd_{ss} (L/kg)	0.26 (0.17-0.49)	0.19 (0.02-0.90)	0.20 (0.02-0.90)
$t_{1/2}$ (h)	6.5 (1.5-12.9)	1.4 (0.7-2.5)	1.7 (0.7-12.9)

AUC, area under the plasma concentration time curve from zero to infinity or from zero to tau; CL, total clearance; C_{max}, peak plasma concentration; IV, intravenous; SIRS, systemic inflammatory response syndrome; $t_{1/2}$, elimination half-life; Vd_{ss}, apparent volume of distribution at steady state.
[a]C_{max} and AUC normalised for a dose of 40 mg/1.73 m^2/day.

Table IV. Summary of covariate effects on pantoprazole clearance.
(only significant effects are reported)

Covariate[a]	OFV decrease
SIRS	17.8
Age	7.5
CYP2C19 inhibitor	6.9
Hepatic dysfunction	9.4

OFV, objective function value; SIRS, systemic inflammatory response syndrome.
[a]Introduced in the model in the listed order.

58

Table V. Parameter estimates for the final model with boostrap validation.

Parameter	Parameter estimates (RSE%)[b]	Bootstrap[a] Median	95%CI
Pharmacokinetic parameters[c]			
CL (L/h)	5.28 (10.9)	5,08	3.88-6.90
Vc (L)	2.22 (12.3)	2.20	1.54-2.83
Q (L/h)	1.1 (19.0)	1.1	0.7-1.6
V2 (L)	2.73 (25.3)	2.69	1.76-6.04
Interindividual variability (IIV)[d]			
IIV CL (%)	32.5 (1.5)	27.0	10.5-37.8
IIV Vc (%)	40.6 (3.0)	39.5	21.3-68.6
IIV Q (%)	24.7 (1.4)	27.3	7.7-62.1
IIV V2 (%)	98.1 (20.4)	93.9	52.6-169.9
Residual variability			
Residual additive error (SD in mg/L)[e]	0.00001		
Residual proportional error (%)[d]	19.5 (22.5)	19.0	13.1-23.6
Covariates[f]			
SIRS covariate effect	0.377 (28.5)	0.405	0.160-0.784
Age covariate effect	0.316 (12.4)	0.320	0.206-0.407
CYP2C19 inhibitor covariate effect	0.342 (37.1)	0.342	0.125-0.800
Hepatic dysfunction covariate effect	0.495 (20.9)	0.501	0.291-0.904

SD, standard deviation; SIRS, systemic inflammatory response syndrome.
[a]Median of 927 successful boostrap samples from the 1000 runs with prediction intervals calculated as the 2.5[th] and 97.5[th] percentiles.
[b]Relative standard error calculated as the standard error of parameter estimate/parameter estimate X 100%.
[c]CL, typical value of total clearance; Vc, typical value of the central volume of distribution; Q, typical value of the intercompartmental clearance; V2, typical value of the peripheral volume of distribution.
The typical values refer to a patient with a body weight of 20 kg, an age of 5 years, without SIRS, CYPC19 inhibitor and hepatic dysfunction, according to the final model.
[d]Interindividual variability (IIV) and residual proportional error are given as an approximate CV
(square root of the variance).
[e]The additive error was fixed in the model.
[f]Body weight was included on all pharmacokinetic parameters as an allometric fixed term.
All other covariates included in the table had an effect on CL.

Chapitre IV

Discussion

La réalisation de cette étude a permis de définir le profil PK du pantoprazole IV dans un contexte de soins intensifs pédiatriques. Les méthodes non compartimentale et de modélisation non linéaire à effets mixtes ont révélé des valeurs similaires pour l'ensemble des paramètres PKs du pantoprazole ainsi qu'une importante variabilité interindividuelle pour chacun de ces paramètres. L'analyse populationnelle avait été entreprise dans le but de quantifier la variabilité des paramètres PKs observée entre les individus et d'identifier les facteurs démographiques et physiopathologiques pouvant expliquer cette variabilité. À partir du modèle populationnel de base, les variabilités interindividuelles totales étaient estimées à 132.7% pour les valeurs de CL et à 137.5% pour les valeurs du volume de distribution du compartiment central (V_c). Le poids et la présence d'un SRIS ont été identifiés comme les covariables ayant le plus d'impact sur la CL, expliquant 54.8% de sa variabilité totale, alors que le poids s'est avéré être la seule covariable influençant significativement le V_c, responsable de 96.9% de sa variabilité. La variabilité interindividuelle non expliquée par le modèle populationnel final était de 32.5 % pour la CL et de 40.6 % pour le V_c.

Forces de l'étude

1. Première étude pédiatrique sur la PK du pantoprazole IV.

Malgré l'utilisation grandissante du pantoprazole dans les milieux hospitaliers pédiatriques, peu de données concernant sa PK sont actuellement disponibles dans la littérature. En date du 17 mai 2005, la monographie du pantoprazole indiquait que l'innocuité et l'efficacité du pantoprazole sodique n'étaient pas encore établies chez les enfants [106]. L'étude actuelle est la première recherche systématique concernant la PK du pantoprazole IV en pédiatrie et s'adressant aux soins intensifs.

Jusqu'à maintenant, seulement deux études se sont penchées sur l'évaluation des paramètres PKs du pantoprazole dans la population pédiatrique, toutes deux publiées sous forme de résumés [45, 46]. La première étude portait sur des patients âgés entre deux et seize ans admis aux soins intensifs et ayant reçu des doses de 0.8 ou 1.6 mg/kg de pantoprazole IV [46]. Les auteurs indiquent une CL et un V en terme de valeurs moyennes absolues, empêchant ainsi toute comparaison entre ces paramètres et ceux décrits à la fois dans la littérature adulte et dans la présente étude pédiatrique. Seule la valeur de la $t_{1/2}$ aurait pu servir de comparatif, bien que le manque d'information en regard de la sévérité de la maladie, de la fonction hépatique, du génotype du CYP2C19 et des interactions médicamenteuses empêche de tirer une conclusion quant à la signification d'une $t_{1/2}$ moyenne de 1.1 ± 0.5 h dans l'étude de Ferron et coll. comparativement à une $t_{1/2}$ médiane de 1.7 h (0.7-12.9 h) notée au chapitre précédent.

La seconde investigation a permis d'identifier les paramètres PKs du pantoprazole suite à une administration PO à un groupe de 24 patients âgés de six à seize ans dont 21 de ceux-ci ont été identifiés comme métaboliseurs rapides en regard du CYP2C19 [45]. Une voie d'administration différente et une valeur de F inconnue en pédiatrie limitent encore une fois la comparaison entre les paramètres PKs obtenus au cours de l'étude de Kearns et coll. et ceux de l'étude actuelle.

En plus de présenter des limitations propres à leur méthodologie distincte, les études de Ferron et Kearns ont toutes deux omis d'étudier la PK du pantoprazole chez les enfants de moins de deux ans, laquelle est réalisée pour la première fois dans le cadre du présent mémoire.

Dans le but d'accroître les connaissances sur le devenir des médicaments au sein des populations pédiatriques, les États-Unis et le Canada offrent maintenant un prolongement de six mois sur l'exclusivité des médicaments ayant fait l'objet d'études pédiatriques. Ce programme d'encouragement a pour objectif de favoriser la recherche pédiatrique et d'améliorer l'information sur les médicaments en ce qui a trait à l'utilisation pédiatrique qu'en font les professionnels de la santé [107]. La présente étude s'inscrit donc dans la lignée des nouvelles recherches en PK destinées à concevoir des régimes thérapeutiques en fonction des besoins uniques des enfants.

2. Évaluation pharmacocinétique à l'aide des approches non compartimentale et populationnelle.

La force du mémoire réside également dans l'utilisation de l'approche populationnelle en complémentarité à l'approche non compartimentale pour l'évaluation de la PK du pantoprazole IV dans un contexte de soins intensifs pédiatriques. Comme l'analyse non compartimentale fournit des informations rapidement accessibles aux cliniciens en termes de CL et de $t_{1/2}$, les paramètres PKs déterminés au cours de cette recherche pourront servir de ligne directrice dans l'établissement d'un régime posologique du pantoprazole IV.

Bien que la PK de population procure des résultats quelque peu arides pour le clinicien, cette approche ajoute une dimension essentielle à l'étude du profil PK du pantoprazole : la variabilité interindividuelle. Ainsi, l'application de la méthode populationnelle à effets mixtes a permis d'analyser les effets fixes et les effets aléatoires décrivant cette variabilité interindividuelle. L'intégration des facteurs démographiques (l'âge et le poids) et pathophysiologiques (le SRIS, la dysfonction hépatique et l'administration d'un inhibiteur du CYP2C19) au processus de modélisation a contribué à une meilleure interprétation de la relation dose-concentration du pantoprazole. Alors que la variabilité interindividuelle totale de la CL est évaluée à 132.7%, les covariables significatives permettent d'expliquer 100.2% (soit 75.5% de 100%) de cette variabilité. La contribution respective de chacune de ces covariables a été de 39.4% (29.7%), 33.4% (25.1%), 11.3% (8.5%), 1.7% (1.3%) et 14.3% (10.8%) pour le poids, la présence d'un SRIS, l'âge, la prise d'un inhibiteur du CYP2C19 et la présence d'une dysfonction hépatique. Quant au V_c, 96.9% (70.5%) de sa variabilité totale de 137.5 (100%) était attribuable au poids, seule covariable significative relativement à ce paramètre.

L'évaluation du modèle de PK de population a confirmé que le modèle final constitue une représentation juste des données PKs du pantoprazole. Les Figures 9 A et B illustrent la comparaison entre les données obtenues suite à des simulations répétées à l'aide du modèle final de PK de population et les données originales ayant servi à la réalisation du modèle. Il est ainsi démontré que les concentrations plasmatiques de pantoprazole observées sont comprises dans l'intervalle de prédiction à 90% (Figure 9A) et que la médiane des valeurs d'ASC simulées est centrée sur la médiane des valeurs d'ASC originales (Figure 9B). Suite à l'observation de la Figure 9B, on pourrait douter de la capacité du modèle à représenter fidèlement les patients ayant des valeurs d'ASC élevées (entre 40 et 60 mg*h/L) puisque l'examen de la distribution des valeurs d'ASC observées révèle un deuxième pic ne correspondant pas à la distribution des histogrammes des valeurs d'ASC simulées. Dans le contexte où l'échantillon ne compte que 20 patients, le lissage de la distribution des valeurs d'ASC observées peut donner la fausse impression de la présence d'un deuxième mode et la variabilité interindividuelle résiduelle prend une plus grande importance lors de simulations répétées.

Un avantage supplémentaire de l'approche de population est de pouvoir exécuter des simulations à partir des valeurs estimées des paramètres PKs et de leur variabilité. Dans la présente étude, la simulation a permis d'obtenir des valeurs de CL et d'ASC pour les patients âgés d'un mois à cinq ans présentant une, plusieurs ou aucune des covariables significatives (SRIS, dysfonction hépatique et prise d'un inhibiteur du CYP2C19). Les valeurs de CL déterminées à partir du modèle final de population étaient basées sur un poids au 50e percentile alors que les valeurs d'ASC étaient calculées pour une dose adulte de pantoprazole de 40 mg/1.73m^2.

Impact du développement

Pour les différentes raisons énumérées précédemment, il faut faire preuve de prudence dans la comparaison des paramètres PKs du pantoprazole définis dans les deux études pédiatriques [45, 46] et ceux obtenus au cours de l'investigation actuelle. Il demeure tout de même intéressant de comparer la CL moyenne obtenue au sein du groupe métaboliseur rapide de l'étude de Kearns et coll. [45] (CL apparente (CL/F) de 0.30 L/h/kg) aux valeurs prédites par le modèle final de l'approche populationnelle de la présente étude. En utilisant la valeur adulte pour la biodisponibilité du pantoprazole (F = 77%) [22, 38], la CL/F serait estimé à 0.23 L/h/kg, une valeur se rapprochant de la CL prédite par le modèle final de population pour les patients âgés de deux à cinq ans ne présentant pas de SRIS, de dysfonction hépatique et ne prenant aucun médicament inhibiteur du CYP2C19 (Figure 10A). Malgré des résultats démontrés comparables, la conclusion de ce mémoire

63

différe de celle de Kearns et coll. En effet, ce dernier conclut à une similitude entre les paramètres PKs du pantoprazole dans les populations pédiatrique et adulte alors que les valeurs de CL rapportées pour des adultes en santé sont de l'ordre de 0.06 à 0.14 L/h/kg [47, 95]. Il semble plus approprié de dire que la CL du pantoprazole prédite par le modèle populationnel final concernant les patients pédiatriques ne présentant aucune des covariables significatives est similaire (pour les enfants de moins de six mois) ou plus rapide (pour les enfants de plus de six mois) que la CL documentée chez les adultes sains. Cette constatation, c'est-à-dire une CL plus rapide chez les enfants que chez les adultes, a été faite pour plusieurs médicaments [66] bien que les mécanismes sous-jacents expliquant une telle augmentation de la CL soient inconnus. Les deux principales hypothèses proposées sont les suivantes : une activité CYP hépatique plus grande chez l'enfant que chez l'adulte et une masse hépatique plus importante chez l'enfant s'accompagnant d'une capacité de biotransformation absolue plus élevée. Une petite étude *in vitro* est en défaveur de la première hypothèse, n'ayant pu mettre en évidence de différences dans la quantité d'enzymes CYP fonctionnelles par hépatocyte entre la population pédiatrique âgée entre six mois et dix-huit ans et la population adulte [108]. Pour ce qui est de la deuxième hypothèse, il est connu que le pourcentage de la masse hépatique par rapport au poids corporel est maximal entre l'âge d'un et trois ans et qu'il diminue par la suite jusqu'à l'âge adulte. Une étude pédiatrique détaillée portant sur la pharmacocinétique des énantiomères d'un substrat du CYP2C9, la warfarine, a effectivement démontré que la masse hépatique a un impact sur la capacité de biotransformation hépatique [96]. Dans cette étude, la CL de la S-warfarine libre exprimée en fonction du poids corporel et de la surface corporelle était plus rapide chez les enfants prépubères comparativement à celle d'enfants pubères et d'adultes alors qu'aucune différence de CL n'a été mise en évidence après ajustement pour la masse hépatique estimée. Par ailleurs, la CL de l'antipyrine, qui dépend de plusieurs enzymes CYP, est corrélée avec l'âge, même après correction pour la masse hépatique [109]. Il est donc peu probable que les différences observées dans la masse hépatique entre l'enfant et l'adulte soient seules responsables de la plus grande CL observée chez l'enfant.

64

En ce qui concerne les patients âgés de moins de six mois, il est surprenant de constater que la CL du pantoprazole au sein de ce groupe soit similaire à celle des adultes puisque la majorité des changements physiologiques pouvant affecter le devenir des médicaments se produisent durant les douze premiers mois de vie. Le métabolisme hépatique étant le déterminant de la CL hépatique sur lequel l'âge et le stade du développement ont le plus d'impact, on s'attendrait à une diminution de la CL du pantoprazole au cours des premiers mois de vie. En effet, l'élimination du pantoprazole est dépendante d'une biotransformation hépatique par les isozymes CYP2C19 et CYP3A4 lesquelles sont immatures et inefficaces à la naissance et acquièrent progressivement leur maturité au cours de la première année de vie. De façon plus spécifique, il a été décrit que le contenu hépatique et le niveau d'activité enzymatique du CYP2C19 représentent 12 à 15% des valeurs matures lors de la grossesse, augmentent de façon linéaire au cours des premiers cinq mois de vie, de façon non linéaire par la suite et présentent une importante variabilité interindividuelle [88]. Quant à la sous-famille CYP3A, le CYP3A7 est l'isoforme qui prédomine chez le fœtus avec une expression négligeable de CYP3A4 et CYP3A5. Après la naissance, il se produit une transition du CYP3A7 vers le CYP3A4. Après un pic qui est atteint à une semaine de vie, l'activité du CYP3A7 diminue de façon significative au cours de la première année de vie pour être non détectable chez la plupart des adultes, alors que celle du CYP3A4 augmente progressivement pour atteindre 30 à 40 % de l'activité adulte à un mois de vie et 100 % à l'âge d'un an [110]. Conséquemment, on s'attendrait à une faible CL hépatique du pantoprazole chez le prématuré, le nouveau-né et le jeune nourrisson, se traduisant par une $t_{1/2}$ plus longue. Or, comment expliquer que les patients de moins de six mois présentent une CL du pantoprazole similaire à celle des adultes? Bien qu'il n'y ait actuellement pas de documentation disponible sur le sujet, il demeure envisageable que le CYP3A7 joue un rôle dans le métabolisme du pantoprazole dans les premiers mois de vie. De plus, il semblerait que, malgré la diminution postnatale du CYP3A7, son niveau d'activité demeurerait supérieur à celui du CYP3A4 jusqu'à l'âge de six mois [111].

Impact du SRIS

Dans le protocole de recherche, la définition du SRIS était basée sur la conférence internationale de consensus publiée en 2005 [85]. Selon les experts, le diagnostic du SRIS en pédiatrie requiert la présence de deux des quatre critères suivants, dont obligatoirement un changement de la température corporelle ou du décompte leucocytaire : température centrale supérieure à 38.5°C ou inférieure à 36°C, tachycardie ou bradycardie chez les enfants de moins d'un an, tachypnée ou ventilation mécanique administrée pour une affection aiguë et une diminution ou augmentation du décompte leucocytaire ou une proportion de neutrophiles immatures supérieure à 10%. Le SRIS est en grande partie secondaire à la réponse de l'hôte à une agression extérieure plutôt qu'aux effets directs de l'agression elle-même. C'est ainsi qu'une infection, un polytraumatisme ou une hypoxie grave sont en soi nocifs, mais c'est la réponse de l'hôte qui déterminera la survenue ou non d'un SRIS [112].

Puisque plus de 80% des patients traités aux soins intensifs pédiatriques présentent un SRIS [93], il était primordial d'explorer son effet sur la PK du pantoprazole. Il s'est avéré que la présence d'un SRIS influençait significativement la PK du pantoprazole selon les approches non compartimentale et populationnelle. Selon l'analyse non compartimentale, les sept patients avec SRIS présentaient une CL significativement diminuée (CL médiane de 0.04 versus 0.17 L/h/kg, $P = 0.002$) et une $t_{1/2}$ plus longue ($t_{1/2}$ médiane de 6.5 versus 1.4 h, $P = 0.001$) comparativement aux patients exempts de SRIS. D'après les données de l'approche populationnelle, la présence du SRIS était associée à une diminution significative de la CL du pantoprazole de 62.3%. Suite à l'obtention de tels résultats, on pourrait postuler que le SRIS réduit le niveau d'activité des isozymes hépatiques CYP2C19 et CYP3A4. La théorie selon laquelle le SRIS influence le métabolisme hépatique est supportée par des études documentant une réduction *in vitro* et *in vivo* de l'activité des enzymes du CYP secondairement au SRIS [89, 90]. Cette diminution de l'activité enzymatique hépatique semble être en réponse à la production de plusieurs médiateurs pro- et anti-inflammatoires : interféron-γ, interleukine-1β, interleukine-6 et *tumour necrosis factor*-α. Parmi plusieurs mécanismes potentiellement responsables de la réduction de l'activité enzymatique, on retient principalement une diminution de l'acide ribonucléique messager, résultant en une diminution de la synthèse des enzymes hépatiques [89, 90].

SRIS et métabolisme

Actuellement, la plupart des médicaments dont la voie métabolique principale est le système enzymatique hépatique CYP450 sont administrés sans considération pour le niveau d'inflammation présent. Pourtant, une étude réalisée auprès d'enfants admis aux soins intensifs pédiatriques a démontré un niveau d'activité du CYP450 deux fois moindre chez les enfants avec un sepsis et jusqu'à dix fois moindre chez les patients avec défaillance multiviscérale [91]. La CL de l'antipyrine constituait le marqueur du métabolisme du système enzymatique CYP450, sans discernement pour les différentes isozymes. De façon plus spécifique, une diminution de la CL d'antipyrine, d'hexobarbital et de théophylline, marqueurs respectifs de l'activité métabolique du CYP450, de l'isozyme CYP1A2 et de la famille du CYP2C, a été mise en évidence chez des volontaires sains adultes à qui on a induit un état inflammatoire systémique [113]. Bien que plusieurs études aient rapporté des altérations dans le métabolisme des marqueurs du CYP450 en présence d'un état inflammatoire, il y a actuellement très peu de données concernant l'association du SRIS et la PK d'un médicament administré en clinique. La présente étude semble être la seule à avoir documenté une diminution significative de la CL d'un médicament secondairement à la survenue d'un SRIS. Une étude concernant la PK de l'antibiotique cefpirome n'avait pas identifié de différence entre les paramètres PKs des patients présentant un SRIS en période post-traumatique et le groupe contrôle [114]. La cefpirome ayant une élimination principalement rénale [115], l'hypothèse de recherche formulée par les auteurs stipulait une altération de la distribution et/ou de la CL comme responsable des changements PKs attendus suite au SRIS.

SRIS et distribution des médicaments

Tout médicament est susceptible de voir sa distribution altérée secondairement à des modifications dans le débit cardiaque, la perfusion régionale, la perméabilité membranaire cellulaire et l'équilibre acido-basique pouvant survenir au cours d'une maladie aiguë [116]. Par contre, seuls les médicaments présentant une importante liaison protéique seront affectés par des changements dans la composition et la quantité des protéines plasmatiques [114, 116]. Une récente revue sur le dosage des antibiotiques en soins intensifs adultes définit les modifications des paramètres PKs et PDs pouvant survenir lorsque les antibiotiques sont administrés à des patients avec un sepsis [117]. Par définition, le sepsis est la présence d'un SRIS simultanément ou résultant d'une infection suspectée ou prouvée [85]. La pathogenèse du sepsis étant complexe et dynamique, une évaluation continue de l'état de sévérité est nécessaire de façon à ajuster adéquatement la posologie des antibiotiques au cours de la période inflammatoire [117]. Les médiateurs inflammatoires impliqués dans le sepsis affectent l'endothélium vasculaire entraînant une constriction ou une dilatation des vaisseaux sanguins qui résulte en une altération de la circulation sanguine régionale, des dommages endothéliaux et une augmentation de la perméabilité capillaire. La fuite capillaire entraîne le passage d'eau et de nombreuses macromolécules, telles que l'albumine, vers l'espace interstitiel [112]. La formation de ce «troisième espace» augmente le V des médicaments hydrosolubles et diminue ainsi leur concentration plasmatique [117].

SRIS et pharmacodynamie

En plus des modulations cinétiques qui lui sont attribuées, la présence du SRIS est suspectée comme étant capable de compromettre les effets de certains médicaments, principalement en ce qui concerne les thérapies anticancéreuses. Slaviero et coll. ont établi une association possible entre la présence du SRIS et un processus néoplasique plus agressif. Il en résulterait une réduction de la sensibilité des cellules cancéreuses à la chimiothérapie et un compromis thérapeutique [118]. Dans le même ordre d'idées, une étude réalisée chez des rats a permis de mettre en évidence l'influence de l'inflammation sur la réponse au sotalol, un anti arythmique cardiaque ayant un effet antagoniste sur les récepteurs β-adrénergiques et les canaux K^+ [119]. Les changements sur l'activité électrique du cœur attendus suite à l'administration du sotalol étaient diminués significativement chez les rats présentant un état inflammatoire comparativement au groupe contrôle. Comme les paramètres PKs du sotalol étaient demeurés inchangés en présence d'une inflammation, la diminution de la réponse clinique a été expliquée par une altération de la configuration ou de la densité des récepteurs β-adrénergiques secondairement à l'expression augmentée des médiateurs inflammatoires.

L'ensemble de ces manifestations oriente vers un rôle prépondérant de l'état inflammatoire systémique dans la variabilité interindividuelle observée pour plusieurs médicaments et une nécessité de développer des stratégies d'ajustement posologique pour les patients de soins intensifs pédiatriques présentant un SRIS. Il est à envisager que le SRIS ait un impact au-delà de la PK du pantoprazole et qu'il devienne un paramètre à considérer, au même titre que les fonctions rénale ou hépatique, lors de l'ajustement d'un régime thérapeutique aux soins intensifs pédiatriques, plus particulièrement pour les médicaments avec un index thérapeutique étroit et/ou pour lesquels les effets cliniques sont parfois difficiles à mesurer.

Impact de la dysfonction hépatique et de la comédication

Selon le modèle populationnel final élaboré au cours de cette étude, la CL du pantoprazole IV était diminuée de 50.5% en présence d'une dysfonction hépatique, laquelle était définie selon les taux sériques de bilirubine totale et d'alanine aminotransférase, sans discernement pour le degré de sévérité [85]. L'obtention de tels résultats n'est pas surprenante considérant le métabolisme principalement hépatique du pantoprazole. En effet, des études adultes réalisées antérieurement avaient établi une association entre l'altération du métabolisme du foie et la diminution de la CL des IPPs [23], proportionnellement au niveau d'atteinte hépatique. Spécifiquement au pantoprazole, Ferron et coll. rapportent des paramètres PKs comparables au sein des groupes avec une insuffisance hépatique modérée à sévère et métaboliseurs lents pour le CYP2C19 [94]. Les recommandations concernant l'ajustement posologique du pantoprazole pour les patients présentant une dysfonction hépatique varient d'un pays à l'autre, allant d'aucun ajustement à une réduction de 50% de la dose [21]. Quant à la population pédiatrique, la PK de l'oméprazole a été étudiée chez des patients âgés de zéro à seize ans admis aux soins intensifs après une transplantation d'organes solides (foie et/ou l'intestin). Ces patients présentaient une $t_{1/2}$ beaucoup plus longue que celle documentée dans la population adulte ainsi qu'une valeur d'ASC plus grande. Parmi les hypothèses émises pour expliquer une présence accrue de l'oméprazole dans le sang, les auteurs ont soulevé la possibilité d'un métabolisme hépatique plus lent [52].

Outre une dysfonction hépatique primaire, l'altération du métabolisme hépatique peut être le produit de plusieurs facteurs ou insultes rencontrés chez les malades admis aux soins intensifs pédiatriques, notamment les interactions médicamenteuses. La plupart des interactions survenant au cours du métabolisme d'un médicament sont le résultat d'une inhibition ou d'une induction des enzymes CYP du foie, pouvant mener à une altération de la CL [56]. Bien qu'aucune interaction médicamenteuse n'ait été documentée entre le pantoprazole et une multitude de médicaments [21], l'approche de population de ce mémoire a révélé une diminution de la CL de 65.8% lors de l'administration concomitante d'un inhibiteur du CYP2C19.

Impact des covariables combinées

Tel que mentionné précédemment, l'approche de population a permis d'estimer des valeurs de CL et d'ASC chez les enfants d'un mois à cinq ans. Parmi ces enfants, le groupe âgé de deux à cinq ans ne présentant pas de SRIS, de dysfonction hépatique et ne prenant pas d'inhibiteur du CYP2C19 a démontré des valeurs d'ASC entre 3.5 et 4.6 mg*h/L, lesquelles se situent dans la portion inférieure des valeurs adultes (moyenne : 5.2 mg*h/L; étendue à 68%: 3.86 à 7.00 mg*h/L) établies pour une dose quotidienne de 40 mg de pantoprazole IV [47]. À l'inverse, le modèle final a révélé des valeurs d'ASC plus élevées chez les enfants qui présentaient soit un SRIS, soit une dysfonction hépatique ou prenant un inhibiteur de CYP2C19, atteignant un sommet lorsque les trois covariables étaient présentes simultanément (Figure 10B). Bien qu'il n'y ait pas de littérature disponible pour supporter cette hypothèse, il semble que l'effet des covariables sur la CL du pantoprazole soit additif puisque chacune des covariables est en mesure de diminuer la CL lorsque présente individuellement. Ces trouvailles devraient sensibiliser le clinicien à évaluer la présence et la sévérité de ces facteurs pathologiques lors de l'initiation ou de l'ajustement posologique d'un régime thérapeutique ou prophylactique de pantoprazole en soins intensifs pédiatriques.

70

En conclusion, l'approche populationnelle a permis de réaliser une étude PK à partir de prélèvements sanguins limités et de valeurs de concentrations plasmatiques provenant de deux cohortes différentes en plus de pouvoir intégrer les données de patients n'ayant pas un profil analytique complet. Ainsi, il est intéressant de noter que le profil PK du pantoprazole IV en soins intensifs pédiatriques est très variable et qu'une grande partie de cette variabilité est attribuable aux changements associés au processus de maturation propre à la population pédiatrique ainsi qu'à la présence de facteurs pathologiques fréquemment rencontrés en soins intensifs, soit la présence d'une SRIS, d'une dysfonction hépatique et la prise de médicaments inhibiteurs du CYP2C19.

Limitations de l'étude

1. Génotypage du CYP2C19 comme covariable potentielle.

Dans la présente étude, pour des raisons méthodologiques, le génotype du CYP2C19 n'a pas été déterminé et n'a donc pu être considéré comme covariable potentielle dans le modèle final de PK de population. Connaissant l'influence du phénotype du CYP2C19 sur le métabolisme du pantoprazole, il est à suspecter que l'inclusion de cette covariable aurait raffiné davantage le modèle en fournissant une explication supplémentaire à la variabilité interindividuelle observée pour les différents paramètres PKs. Par contre, bien que le phénotype du CYP2C19 influence le taux de guérison des affections liées au reflux gastro-oesophagien [120], il n'y a actuellement pas de recommandations concernant un génotypage de routine préalablement à l'initiation d'une thérapie avec des IPPs, vu leur profil sécuritaire [38 , 121].

2. Nombre de sujets.

L'échantillon final composé de 20 sujets limite le nombre de patients appartenant à chacune des catégories d'âge préalablement établies selon la Conférence Internationale sur l'Harmonisation [122]. La population était donc constituée de deux nouveau-nés à terme (âge postnatal de 0 à 27 jours), huit nourrissons (âge postnatal de 28 jours à 23 mois), six enfants (2 à 11 ans) et quatre adolescents (12 à 18 ans). Seulement quatre patients étaient âgés de plus de cinq ans et aucun patient n'était âgé entre six et treize ans. Comme les patients ont été sélectionnés dans un contexte clinique très spécialisé de soins intensifs, il devient plus difficile d'appliquer le modèle de population à certains sous-groupes de patients. En effet, selon la répartition des données recueillies, la description des paramètres PKs du pantoprazole IV et de leur variabilité est plus représentative d'une population d'enfants gravement malades, âgés de cinq ans et moins.

Grâce aux attributs de l'approche de population, il a été possible d'effectuer une analyse approfondie des paramètres PKs du pantoprazole malgré un effectif réduit de patients. En effet, le modèle de population offre une description des paramètres PKs à partir d'un nombre limité de mesures par individus, soit un minimum équivalent aux nombres de paramètres intégrés dans le modèle final. Dans l'étude actuelle, la banque de données constituée de 156 concentrations plasmatiques était considérée comme relativement riche considérant le minimum requis de 80 concentrations plasmatiques basé sur le modèle final à deux compartiments (quatre paramètres).

3. Prédiction d'un régime posologique.

Tel que discuté au préalable, les simulations des valeurs d'ASC à partir du modèle final de population ont été réalisées pour le groupe de patients âgés d'un mois à cinq ans. Les nouveau-nés ont été omis de l'exercice de simulation de la présente étude pour deux raisons : seulement deux patients étaient âgés de moins d'un mois et les nouveau-nés constituent le groupe qui présente la plus grande variabilité interindividuelle pour l'ensemble des paramètres PKs [81]. Effectivement, la majorité des changements relatifs à l'absorption des médicaments et à leur CL systémique, fonction de l'élimination par le foie et/ou les reins, s'effectuent dans les premières semaines de vie [66, 81]. Par exemple, la production d'acide gastrique est réduite par rapport à l'adulte dans les premiers mois de vie [123], la vidange gastrique est plus lente et souvent irrégulière chez le nouveau-né et le jeune nourrisson [124], des modifications dans le débit sanguin hépatique et l'oxygénation du foie surviennent lors de la transition à la vie extra utérine [81], les enzymes CYP450, à l'exception du CYP3A7, sont immatures et inefficaces à la naissance, gagnant en maturité au cours de la première année de vie [125] et, bien que la maturation de la fonction rénale se termine à 36 semaines de gestation, les changements dans la circulation régionale rénale se poursuivent après la naissance

[66, 81]. À l'extrémité du spectre de l'âge pédiatrique, se trouvent les adolescents, eux aussi susceptibles de présenter une grande variabilité interindividuelle secondairement aux changements hormonaux survenant à la période de puberté [81]. Les «enfants», âgés de deux à onze ans, représentent donc le groupe le plus homogène en ce qui a trait au profil PK des médicaments. En tenant compte de ces observations ainsi que de la moins grande densité de patients au-dessus de l'âge de cinq ans inclus dans l'étude actuelle, il est à envisager que le modèle final de population soit moins précis dans la prédiction des valeurs d'ASC pour les patients plus âgés, raison pour laquelle les patients de plus de cinq ans n'ont pas été inclus dans l'exercice de simulation des valeurs d'ASC.

À l'heure actuelle, on ne connaît pas l'ASC à cibler lorsque le pantoprazole est administré aux soins intensifs pédiatriques. Les résultats préliminaires de notre étude évaluant la relation PK-PD du pantoprazole aux soins intensifs pédiatriques [80] suggèrent qu'une ASC beaucoup plus élevée que celle dite thérapeutique chez l'adulte est nécessaire pour obtenir un pH gastrique ≥ 4 pour au moins 80 % du temps, seuil reconnu efficace pour prévenir une hémorragie gastroduodénale de stress [126, 127].

Dans cette étude, une sonde permettant d'enregistrer le pH gastrique de façon continue était insérée dans le fundus de l'estomac. La mesure continue de l'acidité gastrique au cours des 24 heures de l'étude permettait d'évaluer les paramètres PDs suivants : pourcentage du temps où le pH gastrique est ≥ 4 et > 6, pH gastrique médian et moment où le pH gastrique est ≥ 4 et >6. Les mesures de pH gastrique pouvant être influencées par l'alimentation entérale et l'administration d'un anti-H_2, ces interventions n'étaient pas permises au cours de la période d'enregistrement.

Lors d'une analyse intérimaire en cours d'étude, effectuée après l'inclusion des huit premiers patients, nous avons noté que le pourcentage moyen de temps passé avec un pH gastrique ≥ 4 était de 18.4 %. Parmi ces huit patients, un seul a été qualifié de «répondeur» avec un pH gastrique ≥ 4 pour 95.4 % du temps d'enregistrement. Ce dernier présentait une ASC de 26.9 mg*h/L comparativement à une ASC médiane de 8.0 mg*h/L (étendue : 5.0-21.4 mg*h/L) pour l'ensemble des autres patients «non répondeurs». En support à l'idée qu'un traitement d'IPP destiné à des enfants gravement malades nécessite une ASC plus élevée, il a été démontré que l'administration d'oméprazole à des doses de deux à quatre fois supérieures aux recommandations adultes a permis une réduction efficace et sécuritaire de l'acidité gastrique avec un pH $\geq$ 4 pour au moins 70% du temps [50, 52, 128, 129].

Suite à l'obtention des résultats préliminaires de notre étude PK-PD, nous avons élaboré un protocole d'augmentation des posologies du pantoprazole IV. Cet ajustement a été jugé adéquat et nécessaire suite à une revue de la littérature concernant l'efficacité du pantoprazole administré à des adultes volontaires sains ou souffrant d'une oesophagite peptique légère [127, 130-133].

Bien qu'il n'existe pas de valeur cible d'ASC pour la prévention des hémorragies gastroduodénales de stress en pédiatrie, il est intéressant de spéculer sur un régime posologique du pantoprazole basé sur des valeurs d'ASC visées. Sachant que l'ASC associée à une réduction de l'acidité gastrique au sein de la population adulte est d'environ 5.0 mg*h/L [20, 38, 47] et que l'ASC associée à une réponse clinique favorable au cours de notre étude pédiatrique sur la PK-PD du pantoprazole est d'environ 30 mg*h/L, il devient possible d'extrapoler les doses nécessaires à l'obtention de ces valeurs d'ASC. Cette estimation posologique repose sur les simulations d'ASC réalisées à partir du modèle final de population de la présente étude, lesquelles ont été calculées pour une dose adulte de pantoprazole de 40 mg/1.73m^2. En effet, la Figure 10B permet de comparer différentes ASCs selon l'âge des patients et le nombre de covariables présentes, permettant ensuite d'exprimer la dose pédiatrique visée en fonction de la dose adulte. Cette déduction est fondée sur la supposition que la PK du pantoprazole demeure linéaire peu importe la dose administrée. Le tableau VI résume les doses prédites selon l'ASC visée pour un enfant âgé d'un an présentant simultanément un SRIS, une dysfonction hépatique et prenant un inhibiteur du CYP2C19 comparativement à un enfant du même âge ne présentant aucune des covariables significatives. Ce tableau met en relief l'importance de mieux définir l'ASC thérapeutique chez la population de soins intensifs pédiatriques avant de faire des recommandations posologiques précises, sans quoi l'inefficacité ou le surdosage pourrait survenir.

Tableau VI. Régime posologique[a] du pantoprazole IV selon différentes valeurs d'ASC[b] visées.

	ASC visée	
	ASC[b]=5 mg*h/L	ASC[b]=30 mg*h/L
Aucune covariable	Même dose que l'adulte[a]	6 fois la dose adulte[a]
SRIS + Dysfonction hépatique + CYP2C9	1/20 de la dose adulte[a]	1/3 de la dose adulte[a]

ASC, aire sous la courbe de la concentration par rapport au temps ; CYP2C19, cytochrome 2C19 ; SRIS, syndrome réponse inflammatoire systémique.
[a]Doses de pantoprazole exprimée en fonction de la dose adulte de 40 mg/1.73 m^2.
[b]ASCs simulées pour un enfant âgé d'un an.

En attendant la fin de notre étude qui devrait permettre de mieux définir la relation PK-PD du pantoprazole lorsque administré à des enfants gravement malades, on doit se limiter à des suggestions concernant la dose de départ ou l'ajustement de la posologie fondées sur la présence des différents facteurs démographiques, physiologiques et pathologiques identifiés comme pouvant altérer le métabolisme du pantoprazole IV aux soins intensifs pédiatriques.

4. Sécurité du pantoprazole IV aux soins intensifs pédiatriques.

L'étude actuelle n'a pas été conçue de façon à pouvoir déterminer l'innocuité du pantoprazole dans un contexte de soins intensifs pédiatriques. Une surveillance quotidienne des patients de la Cohorte II a permis de documenter les effets secondaires généralement rapportés après l'administration de comprimés oraux de pantoprazole [82] alors que la nature rétrospective du devis de recherche de la Cohorte I limitait l'évaluation du profil de sécurité du pantoprazole. De plus, aucune investigation supplémentaire n'a été menée dans le but d'identifier les complications potentielles d'une réduction soutenue de l'acidité gastrique puisque les patients de la Cohorte II n'ont reçu qu'une dose de pantoprazole IV avant l'analyse des résultats. À l'heure actuelle, c'est l'administration prolongée d'IPPs ou d'anti-H$_2$ qui soulève des questionnements au sein de la communauté adulte quant à la sécurité des thérapies suppressives de l'acidité gastrique. Il semble qu'une élévation continue du pH gastrique soit associée à une prolifération bactérienne au niveau de l'estomac [100, 101], possible point de départ de complications infectieuses telles la diarrhée à *Clostridium difficile* et la pneumonie acquise sous ventilation mécanique [101, 102].

5. Méthode de modélisation non linéaire à effets mixtes.

Tel que décrit précédemment, la méthode de modélisation non linéaire à effets mixtes ne propose pas une description complète de la distribution des paramètres de population, seules les moyennes et variances étant estimées. La modélisation repose donc sur l'hypothèse *a priori* d'une distribution normale des paramètres PKs et de la variabilité interindividuelle de ces paramètres. Cette méthode paramétrique s'avère relativement résistante, mais trouve ses limites lorsque la distribution réelle des paramètres est très éloignée d'une distribution normale [64]. Dans le cas d'une population fortement hétérogène comme celle de la présente étude, il est légitime de se questionner quant à la puissance d'une méthode paramétrique à détecter des sous populations et à représenter fidèlement les effets aléatoires [134]. Dans une telle situation, il est intéressant de considérer les avantages et inconvénients d'une approche non paramétrique. L'utilisation des logiciels NPML (*nonparametric maximum likelihood*) et NP-NONMEM (*non parametric NONMEM*) ne nécessite pas de suppositions quant à la distribution de la population et semble plus appropriée à l'identification de sous populations. Par contre, il existe peu de données sur les performances pratiques et propriétés statistiques des méthodes non paramétriques et leur utilisation s'est avérée fastidieuse [135].

À l'heure actuelle, il demeure adéquat d'employer une méthode paramétrique, moyennant une connaissance de ses limitations. En effet, les modèles utilisés sont fondés sur des formules mathématiques qui tentent de reproduire les situations cliniques, mais qui peuvent ne pas être une représentation fidèle de la physiologie réelle [136].

Projets de recherche futurs

Les résultats de ce mémoire, combinés à ceux qui découleront de notre étude PK-PD, devraient permettre l'individualisation de la dose de pantoprazole selon les covariables démographiques et pathophysiologiques déterminées précédemment. Cette approche devrait également se traduire par une réduction de l'acidité gastrique suffisante à la prévention de l'hémorragie gastroduodénale de stress chez la plupart des malades en soins intensifs pédiatriques. Par la suite, il serait pertinent de mener un essai clinique de phase III. Une étude randomisée contrôlée permettrait de confirmer les résultats préliminaires sur l'innocuité et l'efficacité du pantoprazole et de le comparer à d'autres IPPs ou aux agents prophylactiques classiques, les anti-H_2. La reconnaissance des limitations de la ranitidine comme agent de prévention des hémorragies gastroduodénales de stress devrait motiver les chercheurs à identifier de nouvelles thérapies substitutives. Les caractéristiques PKs propres au pantoprazole en feraient une alternative de choix, conditionnellement à un profil PD tout aussi avantageux.

Conclusion

La PK du pantoprazole IV administré à des enfants admis aux soins intensifs pédiatriques s'est avérée extrêmement variable. Tel que démontré par notre modèle de PK de population, les paramètres de croissance inhérents à la population pédiatrique et des facteurs pathophysiologiques couramment rencontrés dans un contexte de soins intensifs, tels que la présence d'un SRIS, d'une dysfonction hépatique et l'administration concomitante de médicaments, ont permis d'expliquer une grande proportion de cette variabilité. Prenant en compte ces différents facteurs, nos résultats pourront guider les cliniciens dans l'élaboration d'un régime posologique pédiatrique de pantoprazole IV.

Références

1. Faure C, Chaibou M, Lacroix J. Hémorragie digestive haute. Urgences et soins critiques pédiatriques, 2e Edition, Lacroix J, Gauthier M, Hubert P, Leclerc F, Gaudreault P: CHU Sainte-Justine et Masson 2007.

2. Duerksen DR. Stress-related mucosal disease in critically ill patients. Best Pract Res Clin Gastroenterol 2003; 17: 327-44.

3. Spirt MJ. Stress-related mucosal disease: risk factors and prophylactic therapy. Clin Ther 2004; 26: 197-213.

4. Chaibou M, Tucci M, Dugas MA, Farrell CA, Proulx F, Lacroix J. Clinically significant upper gastrointestinal bleeding acquired in a pediatric intensive care unit: a prospective study. Pediatrics 1998; 102: 933-8.

5. Cook DJ, Fuller HD, Guyatt GH, Marshall JC, Leasa D, Hall R, Winton TL, Rutledge F, Todd TJ, Roy P, et al. Risk factors for gastrointestinal bleeding in critically ill patients. Canadian Critical Care Trials Group. N Engl J Med 1994; 330: 377-81.

6. Cook DJ, Griffith LE, Walter SD, Guyatt GH, Meade MO, Heyland DK, Kirby A, Tryba M. The attributable mortality and length of intensive care unit stay of clinically important gastrointestinal bleeding in critically ill patients. Crit Care 2001; 5: 368-75.

7. Gauvin F, Dugas MA, Chaibou M, Morneau S, Lebel D, Lacroix J. The impact of clinically significant upper gastrointestinal bleeding acquired in a pediatric intensive care unit. Pediatr Crit Care Med 2001; 2: 294-8.

8. Sesler JM. Stress-related mucosal disease in the intensive care unit: an update on prophylaxis. AACN Adv Crit Care 2007; 18: 119-26; quiz 27-8.

9. Ferguson CB, Mitchell RM. Nonvariceal upper gastrointestinal bleeding: standard and new treatment. Gastroenterol Clin North Am 2005; 34: 607-21.

10. Martindale RG. Contemporary strategies for the prevention of stress-related mucosal bleeding. Am J Health Syst Pharm 2005; 62: S11-7.

11. Hoogerwerf WA, Pasricha PJ. Agents used for control of gastric acidity and treatment of peptic ulcers and gastroesophageal reflux disease. Goodman and Gilman's the pharmacological basis of therapeutics, 10th Edition, Hardman JG, Limbird LE, New York: McGraw-Hill, 2001.

12. Faure C, Pelatan C, Languepin J. [Proton pump inhibitors in pediatrics]. Arch Pediatr 1999; 6: 650-6.

13. Hirschowitz BI, Keeling D, Lewin M, Okabe S, Parsons M, Sewing K, Wallmark B, Sachs G. Pharmacological aspects of acid secretion. Dig Dis Sci 1995; 40: 3S-23S.

14. Sachs G, Shin JM, Briving C, Wallmark B, Hersey S. The pharmacology of the gastric acid pump: the H+,K+ ATPase. Annu Rev Pharmacol Toxicol 1995; 35: 277-305.

15. Metz DC, Starr JA. A retrospective study of the usefulness of acid secretory testing. Aliment Pharmacol Ther 2000; 14: 103-11.

16. Gillen D, Wirz AA, Ardill JE, McColl KE. Rebound hypersecretion after omeprazole and its relation to on-treatment acid suppression and Helicobacter pylori status. Gastroenterology 1999; 116: 239-47.

17. Crill CM, Hak EB. Upper gastrointestinal tract bleeding in critically ill pediatric patients. Pharmacotherapy 1999; 19: 162-80.

18. Metz DC. Preventing the gastrointestinal consequences of stress-related mucosal disease. Curr Med Res Opin 2005; 21: 11-18.

19. Shamburek RD, Schubert ML. Pharmacology of gastric acid inhibition. Baillieres Clin Gastroenterol 1993; 7: 23-54.

20. Avner DL. Clinical experience with pantoprazole in gastroesophageal reflux disease. Clin Ther 2000; 22: 1169-85; discussion 49-50.

21. Cheer SM, Prakash A, Faulds D, Lamb HM. Pantoprazole: an update of its pharmacological properties and therapeutic use in the management of acid-related disorders. Drugs 2003; 63: 101-33.

22. Jungnickel PW. Pantoprazole: a new proton pump inhibitor. Clin Ther 2000; 22: 1268-93.

23. Litalien C, Theoret Y, Faure C. Pharmacokinetics of proton pump inhibitors in children. Clin Pharmacokinet 2005; 44: 441-66.

24. Fennerty MB. Pathophysiology of the upper gastrointestinal tract in the critically ill patient: rationale for the therapeutic benefits of acid suppression. Crit Care Med 2002; 30: S351-5.

25. Cook D, Guyatt G, Marshall J, Leasa D, Fuller H, Hall R, Peters S, Rutledge F, Griffith L, McLellan A, Wood G, Kirby A. A comparison of sucralfate and ranitidine for the prevention of upper gastrointestinal

bleeding in patients requiring mechanical ventilation. Canadian Critical Care Trials Group. N Engl J Med 1998; 338: 791-7.

26.   Roberts CJ. Clinical pharmacokinetics of ranitidine. Clin Pharmacokinet 1984; 9: 211-21.

27.   Merki HS, Wilder-Smith CH. Do continuous infusions of omeprazole and ranitidine retain their effect with prolonged dosing? Gastroenterology 1994; 106: 60-4.

28.   Netzer P, Gaia C, Sandoz M, Huluk T, Gut A, Halter F, Husler J, Inauen W. Effect of repeated injection and continuous infusion of omeprazole and ranitidine on intragastric pH over 72 hours. Am J Gastroenterol 1999; 94: 351-7.

29.   Monaghan MS, Falls L, Olsen KM. Potential drug interactions with H2-receptor antagonists in intensive care unit patients. Hosp Pharm 1993; 28: 296-7, 300-1, 05 passim.

30.   Sax MJ. Clinically important adverse effects and drug interactions with H2-receptor antagonists: an update. Pharmacotherapy 1987; 7: 110S-15S.

31.   Pisegna JR. Pharmacology of acid suppression in the hospital setting: focus on proton pump inhibition. Crit Care Med 2002; 30: S356-61.

32.   Delhotal-Landes B, Flouvat B, Duchier J, Molinie P, Dellatolas F, Lemaire M. Pharmacokinetics of lansoprazole in patients with renal or liver disease of varying severity. Eur J Clin Pharmacol 1993; 45: 367-71.

33.   Fuhr U, Jetter A. Rabeprazole: pharmacokinetics and pharmacokinetic drug interactions. Pharmazie 2002; 57: 595-601.

34.   Lins RL, De Clercq I, Hartmann M, Huber R, Bliesath H, Lühmann R, Wurst W. Pharmacokinetics of the proton pump inhibitor pantoprazole in patients with severe renal impairment [abstract]. Gastroenterology 1994; 106: A126.

35.   Naesdal J, Andersson T, Bodemar G, Larsson R, Regardh CG, Skanberg I, Walan A. Pharmacokinetics of [14C]omeprazole in patients with impaired renal function. Clin Pharmacol Ther 1986; 40: 344-51.

36.   Kliem V, Bahlmann J, Hartmann M, Huber R, Luhmann R, Wurst W. Pharmacokinetics of pantoprazole in patients with end-stage renal failure. Nephrol Dial Transplant 1998; 13: 1189-93.

37.   Sachs G. Proton pump inhibitors and acid-related diseases. Pharmacotherapy 1997; 17: 22-37.

38.   Stedman CA, Barclay ML. Review article: comparison of the pharmacokinetics, acid suppression and efficacy of proton pump inhibitors. Aliment Pharmacol Ther 2000; 14: 963-78.

39.   Bussières JF, Lebel D, Prot-Labarthe S, Bouche V, Nguyen B, Litalien C. Nouvelle méthode de revue d'utilisation des médicaments: application au pantoprazole intraveineux en réanimation pédiatrique [New method for drug utilization review: example of intravenous pantoprazole in the pediatric intensive care unit]. J Pharm Clin 2007; 26: 101-9.

40.   Daley RJ, Rebuck JA, Welage LS, Rogers FB. Prevention of stress ulceration: current trends in critical care. Crit Care Med 2004; 32: 2008-13.

41.   Leontiadis GI, Sharma VK, Howden CW. Proton pump inhibitor therapy for peptic ulcer bleeding: Cochrane collaboration meta-analysis of randomized controlled trials. Mayo Clinic proceedings 2007; 82: 286-96.

42.   Barkun A, Bardou M, Marshall JK. Consensus recommendations for managing patients with nonvariceal upper gastrointestinal bleeding. Ann Intern Med 2003; 139: 843-57.

43.   Morgan D. Intravenous proton pump inhibitors in the critical care setting. Crit Care Med 2002; 30: S369-72.

44.   Gibbons TE, Gold BD. The use of proton pump inhibitors in children: a comprehensive review. Paediatr Drugs 2003; 5: 25-40.

45.   Kearns GL, Ferron GM, James LP, Blumer JL, Gaedigk A, Mayer P, Abel M, Getsy JA, Leeder JS, Paul J. Pantoprazole disposition in pediatrics [abstract PII-35]. Clin Pharmacol Ther 2003; 73: P38.

46.   Ferron GM, Schexnayder S, Marshall JD, Blumer J, Rodarte A, Abell MW, Mako B, Fraga P, Getsy J, Paul J. Pharmacokinetics of IV pantoprazole in pediatric patients [abstract PII-30]. Clin Pharmacol Ther 2003; 73: P37.

47.   Huber R, Hartmann M, Bliesath H, Luhmann R, Steinijans VW, Zech K. Pharmacokinetics of pantoprazole in man. Int J Clin Pharmacol Ther 1996; 34: S7-16.

48.   Ferron GM, McKeand W, Mayer PR. Pharmacodynamic modeling of pantoprazole's irreversible effect on gastric acid secretion in humans and rats. J Clin Pharmacol 2001; 41: 149-56.

49.   Faure C, Michaud L, Shaghaghi EK, Popon M, Laurence M, Mougenot JF, Hankard R, Navarro J, Jacoz-Aigrain E. Lansoprazole in children: pharmacokinetics and efficacy in reflux oesophagitis. Aliment Pharmacol Ther 2001; 15: 1397-402.

50.   Faure C, Michaud L, Shaghaghi EK, Popon M, Turck D, Navarro J, Jacqz-Aigrain E. Intravenous omeprazole in children: pharmacokinetics and effect on 24-hour intragastric pH. J Pediatr Gastroenterol Nutr 2001; 33: 144-8.

51.   Kearns GL, Winter HS. Proton pump inhibitors in pediatrics: relevant pharmacokinetics and pharmacodynamics. J Pediatr Gastroenterol Nutr 2003; 37 Suppl 1: S52-9.

52.   Olsen KM, Bergman KL, Kaufman SS, Rebuck JA, Collier DS. Omeprazole pharmacodynamics and gastric acid suppression in critically ill pediatric transplant patients. Pediatr Crit Care Med 2001; 2: 232-7.

53.   Tran A, Rey E, Pons G, Pariente-Khayat A, D'Athis P, Sallerin V, Dupont C. Pharmacokinetic-pharmacodynamic study of oral lansoprazole in children. Clin Pharmacol Ther 2002; 71: 359-67.

54.   Shin JM, Sachs G. Differences in binding properties of two proton pump inhibitors on the gastric H+,K+-ATPase in vivo. Biochem Pharmacol 2004; 68: 2117-27.

55.   Yacyshyn BR, Thomson AB. The clinical importance of proton pump inhibitor pharmacokinetics. Digestion 2002; 66: 67-78.

56.   Blume H, Donath F, Warnke A, Schug BS. Pharmacokinetic drug interaction profiles of proton pump inhibitors. Drug Saf 2006; 29: 769-84.

57.   Devlin JW, Welage LS, Olsen KM. Proton pump inhibitor formulary considerations in the acutely ill. Part 1: Pharmacology, pharmacodynamics, and available formulations. Ann Pharmacother 2005; 39: 1667-77.

58.   Baker DE. Intravenous proton pump inhibitors. Reviews in gastroenterological disorders 2006; 6: 22-34.

59.   Andersson T, Rohss K, Bredberg E, Hassan-Alin M. Pharmacokinetics and pharmacodynamics of esomeprazole, the S-isomer of omeprazole. Aliment Pharmacol Ther 2001; 15: 1563-9.

60.   Rost KL, Roots I. Nonlinear kinetics after high-dose omeprazole caused by saturation of genetically variable CYP2C19. Hepatology 1996; 23: 1491-7.

61.   U.S. Department of Health and Human Services, Food and Drug Administration, Center for Drug Evaluation and Research, Center for Biologics Evaluation and Research. Guidance for Industry. Population Pharmacokinetics. In, 1999.

62.   ICH Expert Working Group. ICH harmonised tripartite guideline. Validation of analytical procedures: text and methodology. International Conference on Harmonisation of technical requirements for registration of pharmaceuticals for human use, 2005.

63.   Anderson BJ, Allegaert K, Holford NH. Population clinical pharmacology of children: general principles. Eur J Pediatr 2006; 165: 741-6.

64.   Burtin P, Jacqz-Aigrain E. [Value of population approach in the study of pharmacokinetic variability in pediatrics]. Arch Pediatr 1996; 3 Suppl 1: 239s-41s.

65.   Beal SL, Sheiner LB, al. e. NONMEM users guide. 1992.

66.   Kearns GL, Abdel-Rahman SM, Alander SW, Blowey DL, Leeder JS, Kauffman RE. Developmental pharmacology--drug disposition, action, and therapy in infants and children. N Engl J Med 2003; 349: 1157-67.

67.   Anderson BJ, Allegaert K, Holford NH. Population clinical pharmacology of children: modelling covariate effects. Eur J Pediatr 2006; 165: 819-29.

68.   Meibohm B, Laer S, Panetta JC, Barrett JS. Population pharmacokinetic studies in pediatrics: issues in design and analysis. AAPS J 2005; 7: E475-87.

69.   Daniel WW. Biostatistics. A foundation for analysis in the health sciences, 8th Editon: John Wiley & Sons Inc, 2005.

70.   Ramousse R, Le Berre M, Le Guelte L. Introduction aux statistiques. 1996.

71.   Persad R, MacDonald P, AlSaleem B, Issenman R. Intravenous pantoprazole use in a pediatric tertiary care center [abstract 253]. Can J Gastroenterol 2003; 17 (Suppl. A): 144A.

72.   Leontiadis GI, Sreedharan A, Dorward S, Barton P, Delaney B, Howden CW, Orhewere M, Gisbert J, Sharma VK, Rostom A, Moayyedi P, Forman D. Systematic reviews of the clinical effectiveness and cost-effectiveness of proton pump inhibitors in acute upper gastrointestinal bleeding. Health Technol Assess 2007; 11: iii-iv, 1-164.

73.   Huber R, Kohl B, Sachs G, Senn-Bilfinger J, Simon WA, Sturm E. Review article: the continuing development of proton pump inhibitors with particular reference to pantoprazole. Aliment Pharmacol Ther 1995; 9: 363-78.

74.   Dunn A, White CM, Reddy P, Quercia RA, Chow MS. Delivery of omeprazole and lansoprazole granules through a nasogastric tube in vitro. Am J Health Syst Pharm 1999; 56: 2327-30.

75.   Ritz MA, Fraser R, Tam W, Dent J. Impacts and patterns of disturbed gastrointestinal function in critically ill patients. Am J Gastroenterol 2000; 95: 3044-52.

76.   Howden CW. Clinical pharmacology of omeprazole. Clin Pharmacokinet 1991; 20: 38-49.

77.   Klotz U. Clinical impact of CYP2C19 polymorphism on the action of proton pump inhibitors: a review of a special problem. Int J Clin Pharmacol Ther 2006; 44: 297-302.

78.   Lind T, Cederberg C, Ekenved G, Haglund U, Olbe L. Effect of omeprazole--a gastric proton pump inhibitor--on pentagastrin stimulated acid secretion in man. Gut 1983; 24: 270-6.

79.   Gremse D, Winter H, Tolia V, Gunasekaran T, Pan WJ, Karol M, Chiu YL, Pilmer B, Book L. Pharmacokinetics and pharmacodynamics of lansoprazole in children with gastroesophageal reflux disease. J Pediatr Gastroenterol Nutr 2002; 35 Suppl 4: S319-26.

80.   Pettersen G, Faure C, Litalien C, Theoret Y, Mouksassi MS, Nguyen B, Labbe L, Proietti A. Therapeutic failure of a single intravenous dose of pantoprazole in young intensive care children [abstract 232-T]. Crit Care Med 2005; 33: A170.

81.   Bartelink IH, Rademaker CM, Schobben AF, van den Anker JN. Guidelines on paediatric dosing on the basis of developmental physiology and pharmacokinetic considerations. Clin Pharmacokinet 2006; 45: 1077-97.

82.   Wyeth laboratories. Protonix (pantoprazole sodium) delayed-release tablets [online]. 2000.

83.   Bliesath H, Huber R, Hartmann M, Luhmann R, Wurst W. Dose linearity of the pharmacokinetics of the new H+/K(+)-ATPase inhibitor pantoprazole after single intravenous administration. Int J Clin Pharmacol Ther 1996; 34: S18-24.

84.   Cleveland WS, Devlin SJ. Locally-weighted regression: an approach to regression analysis by local fitting. J Am Statist Assoc 1988; 83: 596-610.

85.   Goldstein B, Giroir B, Randolph A. International pediatric sepsis consensus conference: definitions for sepsis and organ dysfunction in pediatrics. Pediatr Crit Care Med 2005; 6: 2-8.

86.   Yano Y, Beal SL, Sheiner LB. Evaluating pharmacokinetic/pharmacodynamic models using the posterior predictive check. J Pharmacokinet Pharmacodyn 2001; 28: 171-92.

87.   Parke J, Holford NH, Charles BG. A procedure for generating bootstrap samples for the validation of nonlinear mixed-effects population models. Comput Methods Programs Biomed 1999; 59: 19-29.

88.   Koukouritaki SB, Manro JR, Marsh SA, Stevens JC, Rettie AE, McCarver DG, Hines RN. Developmental expression of human hepatic CYP2C9 and CYP2C19. J Pharmacol Exp Ther 2004; 308: 965-74.

89.   Bleau AM, Maurel P, Pichette V, Leblond F, du Souich P. Interleukin-1beta, interleukin-6, tumour necrosis factor-alpha and interferon-gamma released by a viral infection and an aseptic inflammation reduce CYP1A1, 1A2 and 3A6 expression in rabbit hepatocytes. Eur J Pharmacol 2003; 473: 197-206.

90.   Renton KW. Regulation of drug metabolism and disposition during inflammation and infection. Expert Opin Drug Metab Toxicol 2005; 1: 629-40.

91.   Carcillo JA, Doughty L, Kofos D, Frye RF, Kaplan SS, Sasser H, Burckart GJ. Cytochrome P450 mediated-drug metabolism is reduced in children with sepsis-induced multiple organ failure. Intensive Care Med 2003; 29: 980-4.

92.   Haas CE, Kaufman DC, Jones CE, Burstein AH, Reiss W. Cytochrome P450 3A4 activity after surgical stress. Crit Care Med 2003; 31: 1338-46.

93.   Proulx F, Fayon M, Farrell CA, Lacroix J, Gauthier M. Epidemiology of sepsis and multiple organ dysfunction syndrome in children. Chest 1996; 109: 1033-7.

94.   Ferron GM, Preston RA, Noveck RJ, Pockros P, Mayer P, Getsy J, Turner M, Abell M, Paul J. Pharmacokinetics of pantoprazole in patients with moderate and severe hepatic dysfunction. Clin Ther 2001; 23: 1180-92.

95.   Fitton A, Wiseman L. Pantoprazole. A review of its pharmacological properties and therapeutic use in acid-related disorders. Drugs 1996; 51: 460-82.

96.   Takahashi H, Ishikawa S, Nomoto S, Nishigaki Y, Ando F, Kashima T, Kimura S, Kanamori M, Echizen H. Developmental changes in pharmacokinetics and pharmacodynamics of warfarin enantiomers in Japanese children. Clin Pharmacol Ther 2000; 68: 541-55.

97.   Conrad SA. Acute upper gastrointestinal bleeding in critically ill patients: causes and treatment modalities. Crit Care Med 2002; 30: S365-8.

98.   Green FW, Jr., Kaplan MM, Curtis LE, Levine PH. Effect of acid and pepsin on blood coagulation and platelet aggregation. A possible contributor prolonged gastroduodenal mucosal hemorrhage. Gastroenterology 1978; 74: 38-43.

99.   Zinner MJ, Zuidema GD, Smith P, Mignosa M. The prevention of upper gastrointestinal tract bleeding in patients in an intensive care unit. Surg Gynecol Obstet 1981; 153: 214-20.

100.   Dial S, Alrasadi K, Manoukian C, Huang A, Menzies D. Risk of Clostridium difficile diarrhea among hospital inpatients prescribed proton pump inhibitors: cohort and case-control studies. CMAJ 2004; 171: 33-8.

101.   Safdar N, Crnich CJ, Maki DG. The pathogenesis of ventilator-associated pneumonia: its relevance to developing effective strategies for prevention. Respir Care 2005; 50: 725-39; discussion 39-41.

102.   Yearsley KA, Gilby LJ, Ramadas AV, Kubiak EM, Fone DL, Allison MC. Proton pump inhibitor therapy is a risk factor for Clostridium difficile-associated diarrhoea. Aliment Pharmacol Ther 2006; 24: 613-9.

103.   de Morais SM, Wilkinson GR, Blaisdell J, Nakamura K, Meyer UA, Goldstein JA. The major genetic defect responsible for the polymorphism of S-mephenytoin metabolism in humans. J Biol Chem 1994; 269: 15419-22.

104.   Desta Z, Zhao X, Shin JG, Flockhart DA. Clinical significance of the cytochrome P450 2C19 genetic polymorphism. Clin Pharmacokinet 2002; 41: 913-58.

105.   Ribbing J, Jonsson EN. Power, selection bias and predictive performance of the Population Pharmacokinetic Covariate Model. J Pharmacokinet Pharmacodyn 2004; 31: 109-34.

106.   PrPantoloc®: pantoprazole sodium: enteric-coated tablets, 20 mg and 40 mg: H+, K+-ATPase inhibitor
[monographie de produit]. Pharma S, Rev. Markham (ON), 2005.

107.   Gouvernement du Canada. Règlement modifiant le règlement sur les aliments et drogues (protection des données) Gazette du Canada Partie II, 2006: 1493-502.

108.   Blanco JG, Harrison PL, Evans WE, Relling MV. Human cytochrome P450 maximal activities in pediatric versus adult liver. Drug Metab Dispos 2000; 28: 379-82.

109.   Murry DJ, Crom WR, Reddick WE, Bhargava R, Evans WE. Liver volume as a determinant of drug clearance in children and adolescents. Drug Metab Dispos 1995; 23: 1110-6.

110.   Lacroix D, Sonnier M, Moncion A, Cheron G, Cresteil T. Expression of CYP3A in the human liver--evidence that the shift between CYP3A7 and CYP3A4 occurs immediately after birth. Eur J Biochem 1997; 247: 625-34.

111.   Stevens JC. New perspectives on the impact of cytochrome P450 3A expression for pediatric pharmacology. Drug Discov Today 2006; 11: 440-5.

112.   Proulx F, Leteurtre S, Leclerc F, Lacroix J, Van den Berghe G, Vanasse M. Syndrome de défaillance multiviscérale. In: Urgences et soins critiques pédiatriques, 2e Edition, Lacroix J, Gauthier M, Hubert P, Leclerc F, Gaudreault P: CHU Sainte-Justine et Masson 2007.

113.   Shedlofsky SI, Israel BC, McClain CJ, Hill DB, Blouin RA. Endotoxin administration to humans inhibits hepatic cytochrome P450-mediated drug metabolism. J Clin Invest 1994; 94: 2209-14.

114.   Jacolot A, Incagnoli P, Edouard AR, Tod M, Petitjean O, Samii K, Mimoz O. Pharmacokinetics of cefpirome during the posttraumatic systemic inflammatory response syndrome. Intensive Care Med 1999; 25: 486-91.

115.   Van der Werf TS, Fijen JW, Van de Merbel NC, Spanjersberg R, Moller AV, Ligtenberg JJ, Tulleken JE, Zijlstra JG, Stegeman CA. Pharmacokinetics of cefpirome in critically ill patients with renal failure treated by continuous veno-venous hemofiltration. Intensive Care Med 1999; 25: 1427-31.

116.   Rakhmanina NY, van den Anker JN. Pharmacological research in pediatrics: From neonates to adolescents. Adv Drug Deliv Rev 2006; 58: 4-14.

117.   Roberts JA, Lipman J. Antibacterial dosing in intensive care: pharmacokinetics, degree of disease and pharmacodynamics of sepsis. Clin Pharmacokinet 2006; 45: 755-73.

118.   Slaviero KA, Clarke SJ, Rivory LP. Inflammatory response: an unrecognised source of variability in the pharmacokinetics and pharmacodynamics of cancer chemotherapy. Lancet Oncol 2003; 4: 224-32.

119.   Kulmatycki KM, Abouchehade K, Sattari S, Jamali F. Drug-disease interactions: reduced beta-adrenergic and potassium channel antagonist activities of sotalol in the presence of acute and chronic inflammatory conditions in the rat. Br J Pharmacol 2001; 133: 286-94.

120.   Furuta T, Shirai N, Sugimoto M, Nakamura A, Hishida A, Ishizaki T. Influence of CYP2C19 pharmacogenetic polymorphism on proton pump inhibitor-based therapies. Drug Metab Pharmacokinet 2005; 20: 153-67.

121.   Devlin JW, Welage LS, Olsen KM. Proton pump inhibitor formulary considerations in the acutely ill. Part 2: Clinical efficacy, safety, and economics. Ann Pharmacother 2005; 39: 1844-51.

122.   ICH harmonised tripartite guideline. Clinical investigation of medicinal products in the pediatric population. International Conference on Harmonisation of Technical Requirements for Registration of Pharmaceuticals for Human Use, 20 July 2000.

123.   Boyle JT. Acid secretion from birth to adulthood. J Pediatr Gastroenterol Nutr 2003; 37 Suppl 1: S12-6.

124.   Morselli PL. Clinical pharmacology of the perinatal period and early infancy. Clin Pharmacokinet 1989; 17 Suppl 1: 13-28.

125.   Cresteil T. Onset of xenobiotic metabolism in children: toxicological implications. Food Addit Contam 1998; 15 Suppl: 45-51.

126.   Gedeit RG, Weigle CG, Havens PL, Werlin SL. Control and variability of gastric pH in critically ill children. Crit Care Med 1993; 21: 1850-5.

127.   Rohss K, Lind T, Wilder-Smith C. Esomeprazole 40 mg provides more effective intragastric acid control than lansoprazole 30 mg, omeprazole 20 mg, pantoprazole 40 mg and rabeprazole 20 mg in patients with gastro-oesophageal reflux symptoms. Eur J Clin Pharmacol 2004; 60: 531-9.

128.   Laterre PF, Horsmans Y. Intravenous omeprazole in critically ill patients: a randomized, crossover study comparing 40 with 80 mg plus 8 mg/hour on intragastric pH. Crit Care Med 2001; 29: 1931-5.

129.   Phillips JO, Olsen KM, Rebuck JA, Rangnekar NJ, Miedema BW, Metzler MH. A randomized, pharmacokinetic and pharmacodynamic, cross-over study of duodenal or jejunal administration compared to nasogastric administration of omeprazole suspension in patients at risk for stress ulcers. Am J Gastroenterol 2001; 96: 367-72.

130.   Armstrong D, Bair D, James C, Tanser L, Escobedo S, Nevin K. Oral esomeprazole vs. intravenous pantoprazole: a comparison of the effect on intragastric pH in healthy subjects. Aliment Pharmacol Ther 2003; 18: 705-11.

131.   Pantoflickova D, Dorta G, Ravic M, Jornod P, Blum AL. Acid inhibition on the first day of dosing: comparison of four proton pump inhibitors. Aliment Pharmacol Ther 2003; 17: 1507-14.

132.   Taubel JJ, Sharma VK, Chiu YL, Lukasik NL, Pilmer BL, Pan WJ. A comparison of simplified lansoprazole suspension administered nasogastrically and pantoprazole administered intravenously: effects on 24-h intragastric pH. Aliment Pharmacol Ther 2001; 15: 1807-17.

133.   Wilder-Smith CH, Rohss K, Bondarov P, Hallerback B, Svedberg LE, Ahlbom H. Esomeprazole 40 mg i.v. provides faster and more effective intragastric acid control than pantoprazole 40 mg i.v.: results of a randomized study. Aliment Pharmacol Ther 2004; 20: 1099-104.

134.   Lemenuel-Diot A, Laveille C, Frey N, Jochemsen R, Mallet A. Mixture modeling for the detection of subpopulations in a pharmacokinetic/pharmacodynamic analysis. J Pharmacokinet Pharmacodyn 2007; 34: 157-81.

135.   Antic J, Laffont CM, Chafaï D, Concordet D. Can non parametric methods improve sub-population detection?

A simulation-based comparison of Non Parametric (NP) methods for population PK analysis. In: PAGE 2007, 2007.

136.   Anderson BJ, Hansen TG. Getting the best from pediatric pharmacokinetic data. Paediatr Anaesth 2004; 14

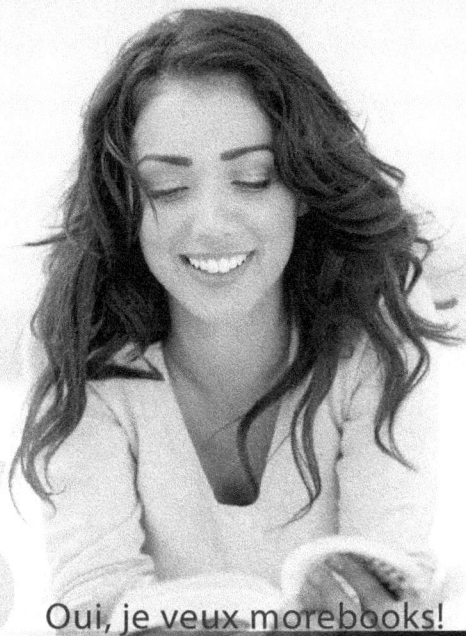